整頓呼吸與自律神經

最強肩頸按摩術

石垣英俊

U0072673

楓書坊

前言

「每晚總是背痛得睡不著。」

有位女性來院求診時說道。她鎖骨附近的肌肉與背部的肌肉過於緊繃，而且呼吸太淺，一問之下才發現，原來她承受了很大的心理壓力，於是我請她試著按摩脖子到肩膀附近的肌肉。按畢，她大吃一驚地說，

「沒想到能吸進這麼多氧氣，我整個背都放鬆了。」，露出一臉心滿意足的表情後回家。

那麼，為什麼我會接觸到肩頸按摩術呢？

由於我的按摩手法是結合來自於肌肉、骨骼這類解剖學的觀點及以經絡、穴道為主的中醫，因此當我在設計按摩手法時，察覺到按摩肩頸的重要性。

肩膀與頸部一帶之所以如此重要，在於佈滿了「呼吸肌」。例如前面那位「每晚總是因為背部痛得睡不著」的女性就是在紓緩呼吸肌之後，呼吸變得順暢，背部也不再那麼疼痛。

「呼吸肌」是主掌呼吸肌肉的總稱。

進行靜態活動時，主要是由橫膈膜負責呼吸。可是當我們承受很大的心理壓力時，就會和進行激烈運動的時候一樣利用肩膀的肌肉呼吸，呼吸也會在此時變得又快又淺。就算事後冷靜下來，橫膈膜與輔佐橫膈膜的肌肉也不見得會恢復運動。久而久之，身體就會習慣這個模式，導致自律神經與荷爾蒙失調，身心也會因此出現症狀。

滿佈呼吸肌的肩膀與頸部的特徵在於能反映

【佈滿肩膀與頸部的呼吸肌】

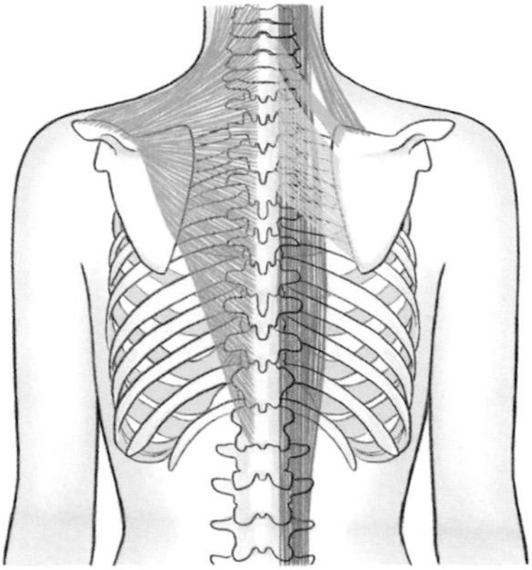

＜背面＞

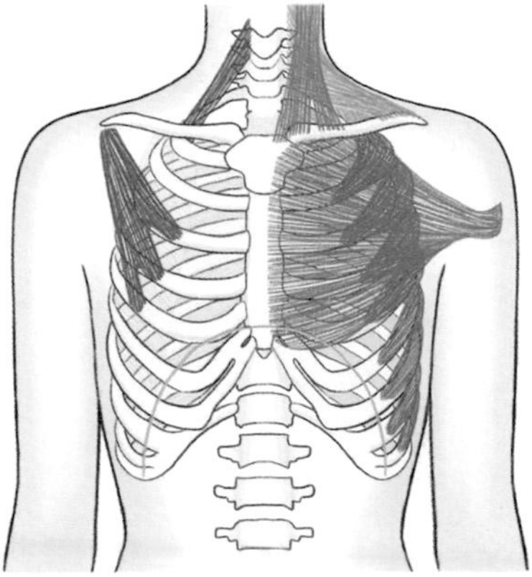

＜正面＞

身心的狀態。而呼吸肌與姿勢不良、肩頸僵硬或是背部緊繃這些症狀有所關聯，也能讓我們維持體態。

肩頸一旦緊繃，血液與淋巴液的循環就會變差，水腫、疲倦、臉部鬆垮這些毛病也會接踵而來。換言之，肩頸的肌肉與健康或是美容都息息相關。

話說回來，我們平常根本不會特別在意呼吸的方式，所以希望大家能多注意自己的肩頸肌肉是否緊繃，藉此確認身心的變化。

石垣英俊

最強的理由

1 讓脖子、肩膀與背部都放鬆！

肩頸按摩術除了能促進脖子、肩膀與背部的血液循環，還能調整頭部與肩膀的位置、矯正我們的姿勢，徹底解決棘手的慢性肩頸僵硬與背部緊繃的問題。

2 讓自律神經恢復正常、心情變得沉著冷靜也能改善社交恐懼或是失眠的問題！

當肩頸附近的「呼吸肌」不再莫名緊繃，呼吸就會變深、自律神經也會恢復正常心情便得以沉澱，也就能順利地墜入夢鄉。

3 促進血液循環，緩解頭痛與疲倦感！

源自肩頸僵硬的頭痛、全身倦怠與疲勞感都會在改善頸部或肩膀的血液循環之後得到紓緩。肩頸按摩術會讓壓迫血管的肌肉放鬆而使血液循環變順暢，便能就此擺脫頭痛與疲勞的糾纏。

肩頸按摩術

4

臉部線條會變得更清晰！

由於肩頸按摩術能疏通臉部與脖子附近的淋巴使水腫消除，臉部與頸部的線條也會因此變得更加清晰。

5

能夠健胃整腸與促進代謝

肩頸一帶有許多與腸胃對應的穴道，按壓對應穴道能促進腸胃健康，讓消化、吸收與排泄變得更加順暢。一旦代謝變好，身體能量充足便不容易囤積脂肪。

6

能讓身體不再歪斜，擁有美好的體態

肩頸按摩術能平衡臉部與肩膀的左右兩側、打造平衡對稱的身體曲線！體態變得美麗，就能展現重返青春的好印象。

因新冠疫情而產生壓力、身體出現不適的人，都可透過肩頸按摩術紓緩症狀

素有肩頸僵硬、慢性疲勞痼疾的部分患者，或許感到症狀在轉為遠端工作後日益嚴重。

TSUMURA公司針對1800位20～40多歲男女進行兩次為名「身心莫名不適調查」後發現，約有6成受訪者認為在新冠疫情爆發後出現身心狀況。分開看男女的調查結果，自覺身心不適的男性約有52.3％、女性則高達67.8％，可見女性對身心不適症狀更加敏感。

若從全體受訪者的症狀來看，「眼睛疲勞」的比例為72.1％、「疲勞、倦怠」的比例為70.6％、「肩膀僵硬」為64.4％，而將範圍縮小至女性後，「疲勞、倦怠」為82.8％之高、「眼睛疲勞」則為78.8％，「肩膀僵硬」則為77.3％。

此外，「莫名不適」（由TSUMURA定義）但可忍耐或是其他不明症狀佔整體的77.1％。若僅以女性來看，比例則超過8成，可見人人自認多少有些身體不適。排在前位的症狀如「疲勞倦怠」、「眼睛疲勞」與「肩膀僵硬」等，與初次的調查結果比對發現「輾轉難眠」、「睡眠不足」、「淺眠」、「失眠」這類與睡眠相關症狀的比例可見上升。

一旦置之不理，不適可能將會小病化大病，也可能惡化成慢性病。適切處理症狀非常重要，而其中之一就是自我療癒。正是科技不斷進步、遠端工作變成常態的時代，這套「肩頸按摩術」才會成為紓解現代人不適症狀的最強工具。

覺得身心不適

分數是「每天都覺得不適」與「不時覺得不適」的合計值

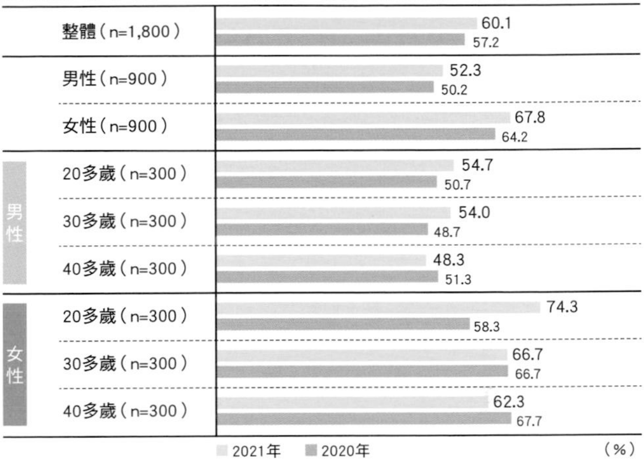

身心不適症狀Top10

分數是「每天都覺得不適」與「不時覺得不適」的合計值

	整體		男性		女性	
1位	眼睛疲勞	72.1	眼睛疲勞	65.4	疲勞、倦怠	82.8
2位	疲勞、倦怠	70.6	眼睛疲勞	58.3	眼睛疲勞	78.8
3位	肩膀僵硬	64.4	肩膀僵硬	51.6	肩膀僵硬	77.3
4位	煩燥	59.1	煩燥	46.9	煩燥	71.2
5位	輾轉難眠、睡眠不足、淺眠、失眠	52.6	鼻水、鼻塞	46.6	手腳冰冷	69.8
6位	頭痛	51.3	睡不好、沒睡飽、睡得很淺	44.0	皮膚粗糙（青春痘、濕症）	64.4
7位	手腳冰冷	50.7	腰痛	42.8	頭痛	62.7
8位	不安	49.6	不安	41.0	輾轉難眠、睡眠不足、淺眠、失眠	61.1
9位	皮膚粗糙（青春痘、濕症）	49.4	頭痛	40.0	生理痛、生理不順	59.6
10位	腰痛	47.7	憂鬱	34.8	不安	58.1
		（%）		（%）		（%）

在日常生活之中覺得「莫名不適」的經驗

分數是「常常覺得」、「不時覺得」「偶爾覺得」莫名不適的合計值

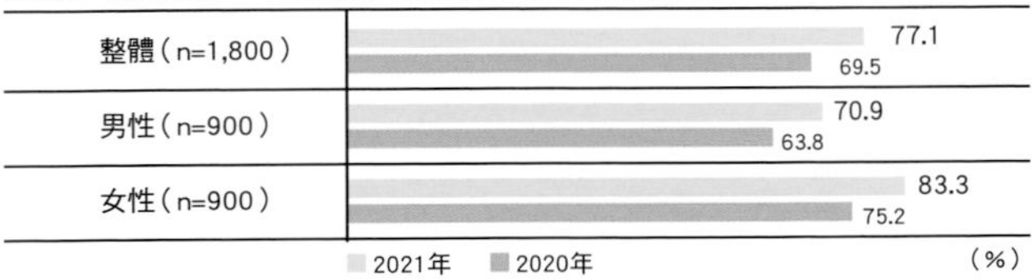

出處「第二次莫名不適實況調查（TSUMURA調查）
實施期間：2021年12月3日～12月8日
調查對象：1,800位日本全國20～40多歲男性與女性

目錄

Chapter. 1

肩頸按摩術
能改善9成的健康與美容

身體會記住慣性

身體慣性、不良姿勢是造成身體不適的原因，也與皮膚鬆垮及水腫有關。

以坐在辦公桌前面的姿勢為例吧。我們很常以駝背及頭部往前傾的姿勢長時間使用電腦。當因為覺得這個姿勢輕鬆而維持這個姿勢愈來愈久，肌肉（包含筋膜）便會記住這個姿勢，骨骼也會因此僵化。

即使因人而異，但**最理想的姿勢應該是肩膀與耳朵位於同一條直線，頭部位於軀幹正上方**，不過，當我們無法保持這個理想的姿勢，頭部超出了肩膀，脖子後面與背部的肌肉被往前拉扯之後，胸部的肌肉就會跟著縮短。肌肉與骨骼也會記住這個姿勢，所以才會出現駝背、烏龜脖或是頸椎過直的毛病。

脖子的骨頭原本是稍微往前彎的，但是我們打電腦時常都使身體前傾，而這個姿勢會讓脖子失去原有的弧度，這就是所謂的頸椎過直。而此時為了撐住往前伸出的頭部，脖子與背部的肌肉都會變得相當緊繃。

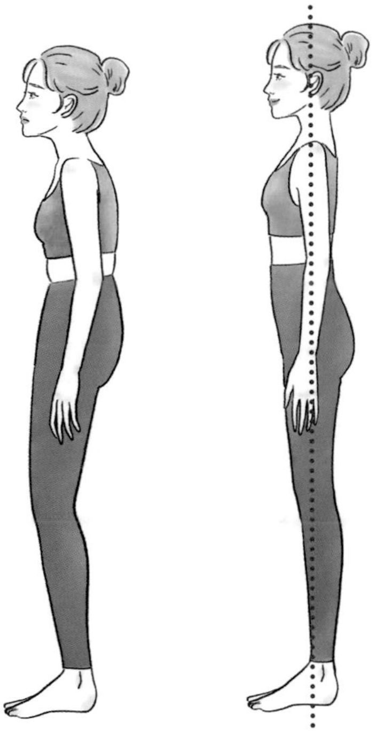

頭部超出肩膀，脖子與背部的肌肉變得緊繃，胸口被壓迫的姿勢。

肩膀與耳朵位於同一直線，頭部穩穩壓在軀幹正上。

於此同時，胸部的肌肉也會縮短與變硬。此時不管是緊繃的肌肉還是縮短的肌肉都會變硬、失去伸縮的能力，也會壓迫血管，導致血液與淋巴液的循環變慢，最終出現氣結、水腫、莫名疼痛、疲勞、皮膚鬆垮等身體不適。

由此可知，骨骼與肌肉失衡時，就會衍生這些猶如慢性病的症狀。

感到慢性不適症狀的原因

若問哪些是常見於女性的慢性疼痛或是不適症狀，大概就是頭痛、便祕、肩膀僵硬、鼠蹊部（髖關節）疼痛、手腳冰冷、水腫、蕁麻疹、慢性疼痛、生理方面的症狀、產後肥胖、憂鬱症、失眠等，與此同時女性也非常在意肌膚鬆垮或是皺紋。造成這些症狀的原因除了前一節介紹的不良姿勢與動作之外，還包含壓力、荷爾蒙失調或是年老。

壓力的種類有很多，不只是「有討厭的人」、「人際關係不順利」這類心理壓力。心理壓力通常是自己加諸的壓力，比方說「與討厭的人相處就會覺得時間很漫長」或是「覺得上司那些挖苦與嘲諷很傷人」，都屬於心理壓力的一種。

但真正棘手的反而是無從察覺的壓力。具體來說，氣壓的變化、氣溫的變化、噪音、汙染，都屬於難以察覺的壓力來源。或是也有時，明明進入春天了卻還是乍暖還寒的天氣，當以為將冷個一陣子，沒想到天氣卻是個熱到不需要穿外套的大熱天，然而沒幾天後卻又一陣涼意；我們的身體也得為了對抗這類忽冷忽熱的氣溫變化而調整。比方說，天氣變冷時血管會收縮來留住體內的熱能；天氣變熱時，血管會擴張讓體內的熱氣隨著汗水往體外釋放，藉此讓身體冷卻。這一切都是由自律神經控制。

自律神經是能自行調整生理機能的神經。白天的時候，交感神經會比較活躍，讓我們進入活動模式；到了晚上，副交感神經會變得活躍，讓我們進入休息模式。不過，若一直奔波忙碌，或是長期承受溫差變化這類無形壓力，交感神經就會保持活躍。

一旦過度承受壓力，就會陷入3F（Fight、Freeze、Flight）的狀態。「Fight」是指戰鬥模式，「Freeze」則是因為太過緊張而變得僵硬的狀態，至於「Flight」則是逃避的意思。如果持續陷入這個3F狀態，我們的呼吸就會不知不覺變淺。

此外，當交感神經太過活躍，就會使肌肉與血管收縮，腸胃也難以正常運作。長此以往，就會出現氣結、肌肉緊繃、水腫、手腳冰冷、食慾不振這些不適的症狀。

女性的健康與荷爾蒙的分泌息息相關

荷爾蒙分泌是否正常會顯著影響女性的健康。生理期前後、更年期都是荷爾蒙容易失調的時期，也正是女性的身體容易出現毛病的時候。

女性荷爾蒙分成「雌激素」與「黃體素」這兩種賀爾蒙，而分泌量會隨著生理周期而有所增減。「雌激素」會在月經週期到排卵的這段期間增加，這也是女性身心最平衡與舒服的時候。

至於在排卵期到下次月經的這段期間就要特別留心，因為「黃體素」的分泌量增加使身體容易囤積水份與營養，也就比較容易變胖與水腫，心情也容易變得不穩定。

此外，進入更年期之後，雌激素的分泌量會突然減少以致體內的荷爾蒙可能失調、自律神經跟著紊亂，導致許多女性會在此時出現潮熱、手腳冰冷、倦怠感、頭痛、失眠、肩膀僵硬、心情煩燥這類惱人症狀。

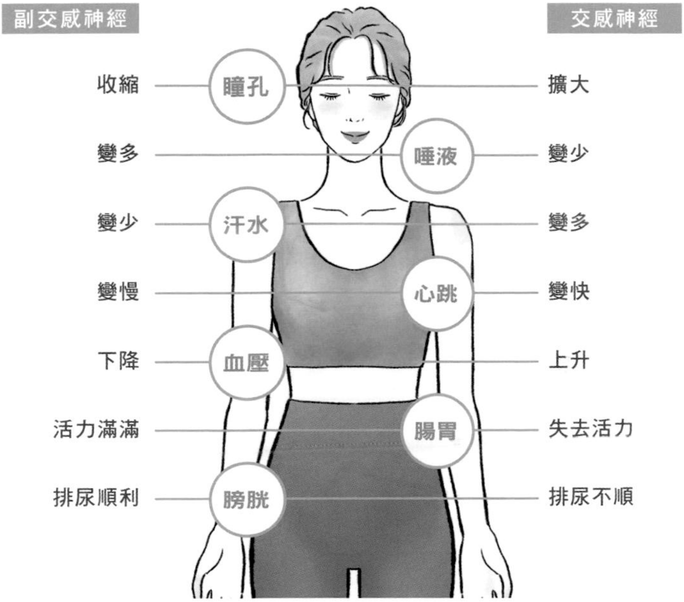

機能隨年齡增長低下

年紀愈大，肌力、內臟機能及代謝速度都會自然而然衰退，與此同時也會伴隨一些身體症狀，也可能出現美容方面的困擾。

肌肉會隨著年紀增加而衰弱，血管與淋巴管的構造也會變得不穩定、體液的循環也會變差，此時代謝的速率會下滑，自律神經也容易變得紊亂。

這類與年紀增長有關的慢性不適症狀或是疲勞，都會反映在我們的身上。

「皮膚鬆垮」的原因

腹部、屁股、大腿、臉部等等，這些愈是不希望變得鬆垮的部位，總是愈容易鬆垮。「皮膚鬆垮」指的是皮膚因為無法與重力對抗而變得鬆垮，其原因與歲月增長息息相關。

隨著年紀增長，伴隨而來的就是「膠原蛋白變質」與「肌肉機能衰退」。

膠原蛋白是蛋白質的一種，在皮膚、肌肉、骨頭、內臟等以及各種組織都能看到它，而它的功能在於連接細胞、讓細胞擁有韌性。當新陳代謝隨著年紀變慢膠原蛋白就會劣化，肌膚也會失去彈性與光澤而變得鬆垮。

此外，肌力下滑、肌肉變僵硬都會導致皮膚失去拉提的力量而變得鬆垮。所謂「肌肉僵硬」是指失去彈性，無法任意拉長或收縮的狀態。

其實有不少人在按摩顳肌與表情肌之後覺得皮膚變得緊緻。此外，如果左右兩側的鬆緊度或是法令紋的位置不一致，可試著按摩僵硬的肌肉。通常就能改善皮膚鬆垮的

「失去彈性的肌膚」

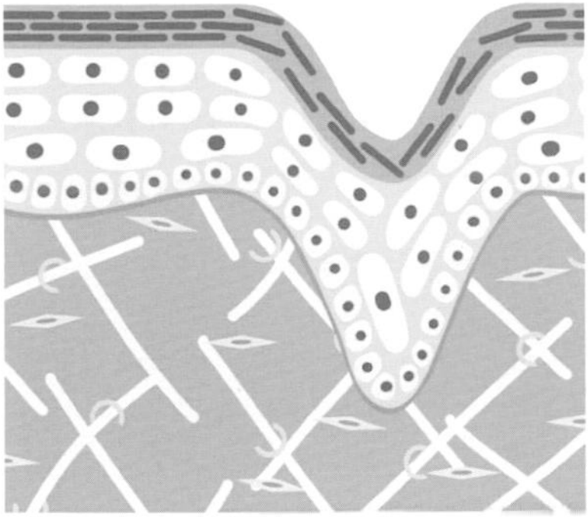

膠原蛋白的品質變差，肌膚失去彈性與光澤，看起來非常鬆垮的狀態。

「有彈性的肌膚」

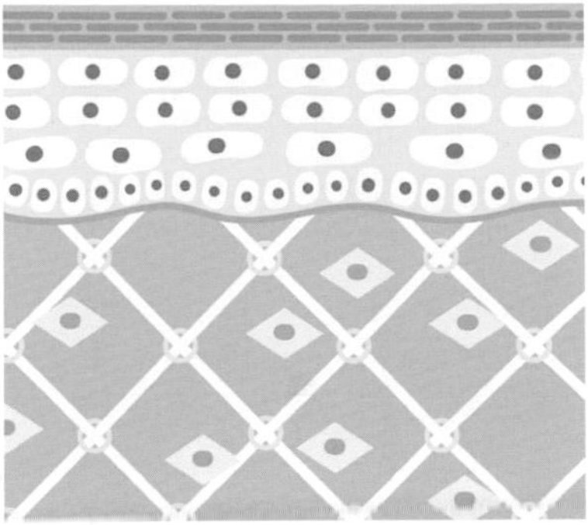

膠原蛋白的品質很好，肌膚充滿了彈性與光澤，看起來非常年輕的狀態。

問題，臉部也會變得更對稱。

肌肉一旦變硬血液就不容易回流到心臟，淋巴液或血液這類體液的循環變差，脂肪細胞的代謝速率就會下降，皮下脂肪就會變多。這也是皮膚變鬆垮的原因之一。

「水腫」的原因

每到傍晚就覺得鞋子很緊繃、一喝酒臉就會變腫、手指腫得戒指拿不下來……。在身體各部位出現的水腫代表皮下組織囤積了多餘的水份。

食物吃得太鹹、久站久坐、長時間維持相同的姿勢，會讓肌肉失去原有的幫浦作用使得血液與淋巴液的循環因此變慢，進而出現「水腫」的症狀。

此時能讓這些過度囤積的水分快速排出的就是淋巴。

血液會從心臟的動脈出發，將氧氣與營養送到身體每個角落的細胞。細胞吸收氧氣與營養後重生使傷口痊癒，肌膚也會因重啟新陳代謝而變得漂亮。

除此之外，細胞會透過代謝將多餘的水份或老舊廢物排到細胞之間，而這些組織液又會被微血管回收，再由靜脈與淋巴管運送。由腎臟過濾之後，多餘的水份與老舊廢物就會隨著尿液、汗水與呼出體外的氣體被送到體外。

從心臟出發在身體每個角落繞一圈的血液會再次回到心臟。淋巴液則會隨肌肉的運

「水腫的狀態」　「沒有水腫的狀態」

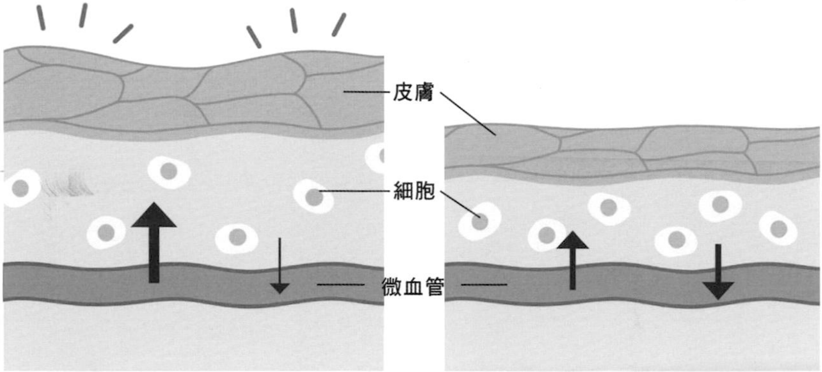

從血管排出的水份增加，要回收的多餘水份與老舊廢物減少，皮膚下方囤積水份的狀態。

從血管排出的水份、不需要回收的水份與老舊廢物的比例維持穩定的狀態。

動從手腳末端的淋巴腺流往鎖骨深處的靜脈角，之後再於靜脈匯流流回心臟。

換言之，血液或淋巴液的循環若是變差，水份代謝的速度就會變差，皮膚下方也就會囤積水份，進而出現水腫的症狀。

按摩肩頸，紓緩身體不適、重返青春！

本書指的肩頸是指脖子、胸口、背部這一帶，差不多是腋下到脖子這一帶。如果以全身來看，就是承受頭部重量的部位。

若從骨骼來看，就是胸廓上方的部分。所謂的胸廓是指肋骨、胸骨、胸椎所組成的胸部骨骼，外觀看起來很像是鳥籠。胸廓佈滿了與呼吸有關的「呼吸肌」（參考第2～3頁）。

選擇建議按摩肩頸部位的理由有四個。

第一個是能直接給予肋骨與脊椎影響。第二個是回收全身老舊廢物的淋巴液的出口位於鎖骨深處。第三個是這一帶佈滿了與消化器官有關的經絡（中醫所說的「能量線」），而且與臉部連接。第四個則是與有關慢性身體不適的穴道都位於這一帶。

透過骨骼與肌肉緩解脖子不適症狀，讓姿勢恢復正常以及釋放壓力

胸廓上方這一帶就是支撐頭部的肩頸，主要是由肋骨（也包含胸骨）、脊椎、肩胛骨與鎖骨組成，而「呼吸肌」的胸鎖乳突肌、斜角肌、胸腔外的胸大肌、深層的胸小肌以及肩膀的斜方肌都與這一帶的骨頭相連。由多處骨骼與肌肉組成的肩頸部位之所以會僵硬，通常是因為過度使用特定的肌肉。

尤其承受壓力、姿勢不良、頭部前傾時，容易過度使用特定呼吸肌——照理說，從事靜態活動時倚靠橫膈膜的上下運動呼吸。但若承受壓力，從事靜態活動時只使用特定呼吸肌而使得呼吸變淺，肌肉也將變得僵硬。一旦身體記住這種狀態，可能導致自律神經紊亂、出現肩膀僵硬的症狀。此外，滑手機時頭部前傾，而將脖子與背部的肌肉往前拉以至於緊繃，連帶導致肩頸僵硬。

肩頸的肌肉既是撐住頭部的部位，也與脖子的靈活度息息相關，一旦肩頸的肌肉變得僵硬、不靈活，最受影響的就是脖子。

肋骨、鎖骨、肩胛骨、脊椎都是相連的骨骼，所以一旦與這些骨頭相連的肌肉變得僵硬，骨骼的活動力就會變差。

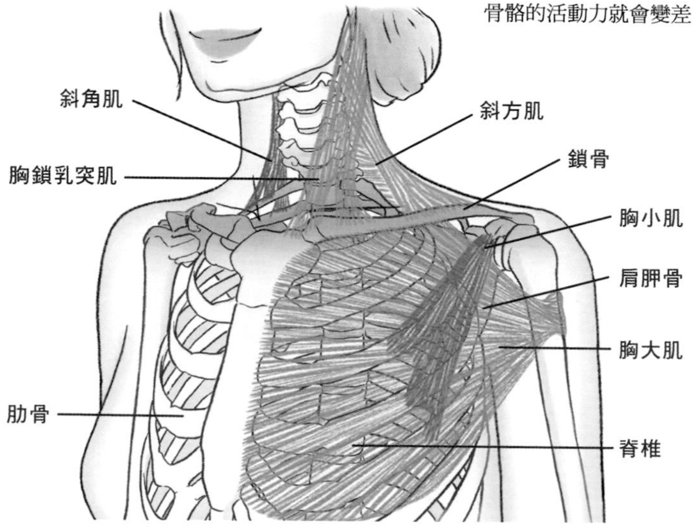

頸骨屬於脊椎的一部分，主要是由7塊頸椎組成。下方的脊椎則是由12塊胸椎、5塊腰椎、薦骨與尾骨組成。

當肩頸一帶變得僵硬，頸椎與胸椎就無法順利連動。以回頭為例，理論上脖子與背部會一起往後轉。但是當頸椎與胸椎無法彼此配合只剩下頸椎往後轉，將導致脖子受傷，容易出現落枕、脖子僵硬、頸椎過直、烏龜頸這類不適症狀。

反之，如果肩頸一帶靈活，脊椎也會連帶變柔韌，也會紓緩脖子的不適症狀。不僅如此，改善姿勢連帶使肋骨與橫膈膜正常運作，呼吸也就會變得更深。

2 肩頸一帶有淋巴液的出口

人體的血液扮演著將氧氣與營養素送給細胞的重要角色，以心臟作為起點，透過動脈流往身體每個角落的細胞。藉由這樣的運作機制，細胞才能促進脂肪燃燒、治癒傷口以及消除疲勞。

細胞在完成自己的任務之後，會將老舊廢物與二氧化碳釋放到細胞之間的組織液，接著這些老舊廢物與二氧化碳則會由微血管回收，然後從靜脈流到腎臟過濾，最終排出老舊廢物。這些老舊廢物會隨著尿液、汗水與呼出體外的氣體排出體外，經過過濾的血液則會流回心臟。不過，老舊廢物的量若是太多，靜脈無法全數回收的部分就會轉由淋巴管回收。

淋巴管與靜脈並行，流經淋巴管的淋巴液最終會在位於鎖骨深處的「靜脈角」匯流。老舊廢物經過腎臟過濾後會隨著尿液與汗水一起排出，但是當靜脈角一帶的淋巴液出口堵塞，淋巴液無法順利循環就會出現水腫、氣色不佳、皮膚粗糙這類毛病。

腳的跟部、肚子與腋下都有淋巴液匯流之處——淋巴結，只要能疏通淋巴結，淋巴

「淋巴液的流向」

淋巴液會隨著箭頭的方向流動。靜脈角是所有淋巴液匯流之處，所以千萬不要讓這個部位堵塞。

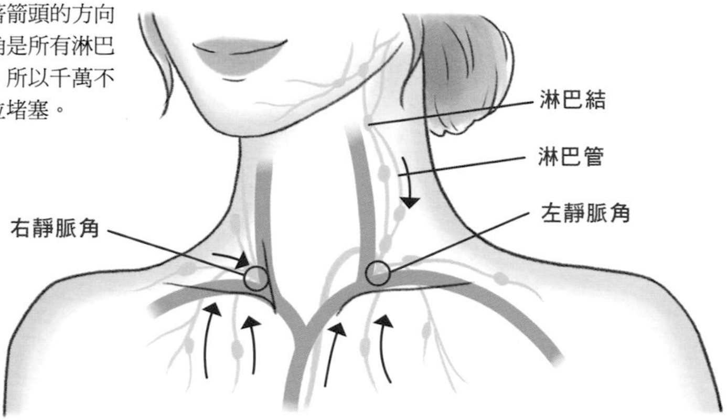

液就能正常循環。

不過，即使淋巴液的循環功能正常，淋巴液出口的靜脈角一帶堵塞的話，淋巴液就無法正常循環，就如同排水溝被垃圾堵住，無法正常排水的情況一樣。

要疏通淋巴液的出口，可試著放輕鬆深呼吸，同時讓緊繃的鎖骨與肋骨一帶放鬆。能夠達成上述目的的就是本書介紹的肩頸按摩術。

「經絡的通道」

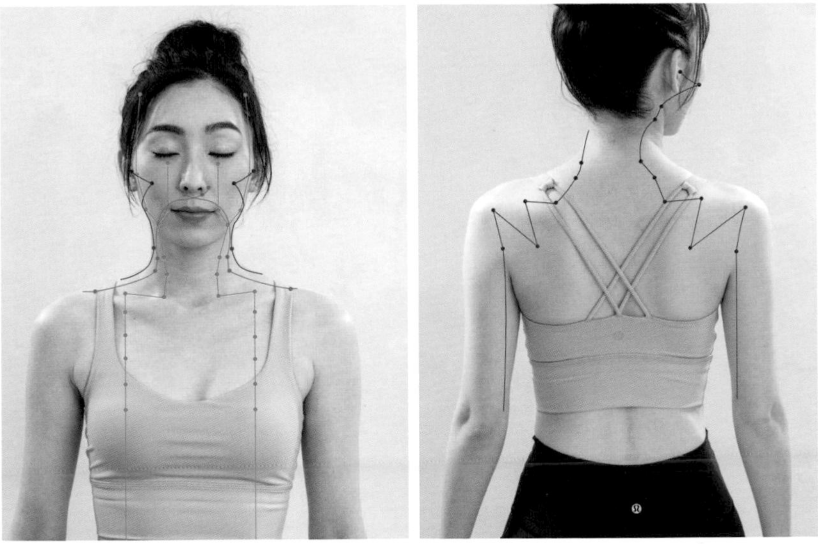

—— 胃（陽明胃經）—— 大腸（陽明大腸經）—— 小腸（太陽小腸經）

3 消化器官的經絡與臉部相連

肩頸一帶佈滿了消化器官的經絡，尤其與「胃部」、「小腸」、「大腸」有關的經絡都與臉部的重要部位相連，從這點來看，臉部與肩頸一帶的關係非常密切。換言之，**消化器官這類內臟的狀態會於肩頸一帶與臉部反映。此時的重點則是疏通這些經絡。**

一旦這些經絡堵塞，就會出現疲勞、手腳冰冷、水腫、皮膚暗沉與青春痘等症狀。疏通肩頸一帶，可讓氣、血、水的循環更加順暢。

4 有許多改善慢性不適症狀的穴道位於肩頸一帶

肩頸僵硬、疲勞以及其他慢性不適症狀實在是很難擺脫又很棘手的毛病。反映出這些症狀的穴道則於肩頸一帶集中。

穴道是反映身體不適的點，所以在身體不適的時候按壓穴道會覺得特別痛，有時甚至光是摸到穴道就會痛。而且周邊的關節會變得不太靈活，或是很難出力。

不過，穴道不一定位於覺得不舒服的部位。比方說，與肩膀僵硬有關的穴道不只位於肩膀，背部與手部也有相關的穴道。這與剛剛說明的經絡（參考27頁）也有關係，因為穴道就位於行經各臟器的經絡之上。

與胃部有關的經絡會從瞳孔下方通往嘴角，接著行經胸口、腹部，再通過雙腳的正面外側後最終抵達腳的食趾外側。當食慾不振、覺得胃沒辦法完全消化食物、或是出現消化器官的不適症狀時，位於這條經絡的穴道就會有所反映。

此外，脊椎的邊緣有許多以五臟六腑命名為「～俞」的穴道（肺俞、心俞、肝俞、胃俞、腎俞），這些穴道都有緩解相關臟器不適症狀的效果，尤其位於肩頸背面（參考34頁）的「肺俞」能夠改善氣喘、感冒這類呼吸器官的症狀，「心俞」則可改善心臟相關疾病或心理疾病。由此可知，光是脊椎附近就有許多與內臟息息相關的穴道。

另一方面，肩胛骨一帶也有與慢性不適症狀有關的「膏肓穴」，以及能即時改善肩膀僵硬或落枕的「天宗穴」。

由於有許多穴道分佈於肩頸一帶，所以肩頸就能快速紓緩不適症狀。

一般來說，穴道的位置都會以「距離起點幾根手指」的方式形容，但這充其量只是個大概，而且我們也很難自行確認背部的穴道，所以不需要把穴道想成一個點而非得按到這個點才有效。光是刺激周邊便能刺激到穴道、也能放鬆肌肉，更能促進淋巴液的循環。

下一頁介紹了位於肩頸一帶特別重要的穴道，希望大家可以仔細看看。

肩頸正面區塊

本書所說的肩頸一帶源自「Décolleté」這個單字，原意為「低領禮服」。因此所謂的肩頸一帶是指穿低領禮服時肌膚外露的部分。若以骨骼的結構來看，肩頸一帶位於肋骨及鎖骨下方像領帶的胸骨、胸部背面的脊椎、胸椎這三塊部分，統稱「胸廓」的上方。肩頸由肋骨支撐，可說肋骨是肩頸一代的重要地基。

許多人都以為，肩頸一帶指的是鎖骨這塊區域，但其實本書所說的肩頸一帶除了「正面」之外，還有位於背後的「背面」。

肩頸正面區塊指的是脖子、胸口、腋下、鎖骨附近。美麗的肩頸就是鎖骨清晰可見，脖子附近沒有半點鬆垮、氣色紅潤的狀態。要想達到這種狀態，肩頸正面區塊的骨頭就必須保持平衡、肌肉也必須放鬆。

由於肩頸正面區塊能自行按摩，所以每天都可透過這塊區域的狀態確認身體的狀況，也能隨時自行保養。讓我們一起了解按摩前後的差異吧。

肩頸正面區塊

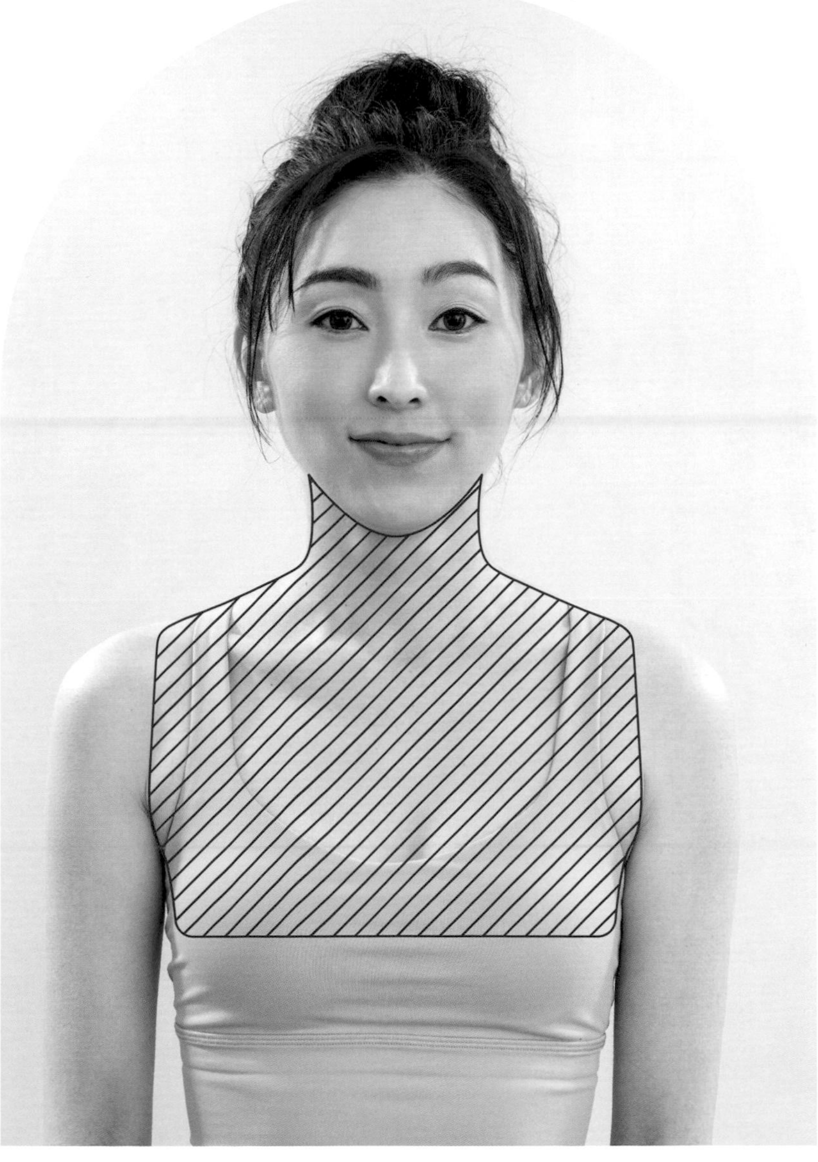

肩頸按摩術的基本

要讓肩頸按摩術的效果最大化，就要先學會一些訣竅。雖稱為按摩，但不能太過用力與頻繁。請大家務必記住按摩的頻率、位置與強度，親身體會身體改變的過程。

按摩的頻率

很多人以為每天都可以按摩，但其實太常按摩有可能反而會導致不適。覺得身體好像有點不舒服的時候再按摩，或是將按摩當成日常生活的規律也可以。每個月可安排一次一個小時的按摩，徹底放鬆身體，也可以趁著工作的空檔按摩一下，當然也可以在晚上睡前，替自己按摩10分鐘。簡單來說，就是找到專屬自己的頻率與次數，親身體驗按摩的效果。

按摩的位置

本書介紹的按摩重點為穴道與肌肉。按壓穴道時，不需要按得很精準，只需要按到穴道附近就可以放鬆肌肉。就算本書出現「位於〇〇肌肉」這種描述，每個人的肌肉的緊繃程度都不同，所以只需要找出特別僵硬的肌肉再予以按摩即可。有時候發現左右兩側的肌肉不太一樣，一邊特別僵硬、一邊特別放鬆，此時也只需要針對僵硬的部分按摩即可。

按摩的強度

按摩不是愈痛愈有效，盡可能維持在有點痛、有點舒服的力道。按摩結束後，如果覺得肌肉更靈活，身體更輕盈，代表按摩的力道正確。唯一要請大家特別注意肩頸正面區塊的脖子。千萬不要同時按摩脖子兩側的肌肉，因為這一帶有頸動脈，若同時按摩脖子左右兩側的肌肉會使喉嚨受到壓迫而感到痛苦。此外，如果是利用手指按摩，請盡可能利用指腹按摩而非以指甲的部分按摩。

按摩的方法與手勢

本書主要是以「按壓」與「揉捏」這兩種手法按摩肩頸一帶。接下來會介紹各種手勢提供大家參考，也請大家試著操作看看。

按壓

用指腹按著施壓或按一下就放開都能促進血液循環與放鬆肌肉。要注意的是，放開的時候不能太粗魯。

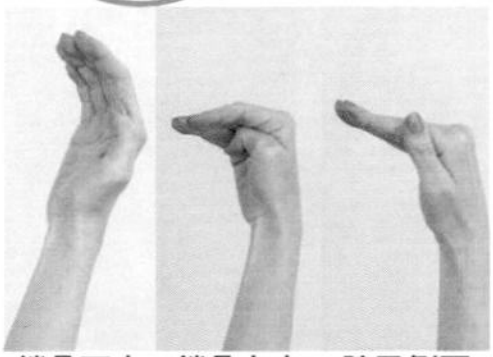
鎖骨下方　鎖骨上方　脖子側面

1 食指～無名指

▶ P.42 鎖骨下方按摩術
▶ P.54 鎖骨上方按摩術
▶ P.58 脖子側面按摩術

利用食指～無名指的指腹按壓穴道與穴道附近。

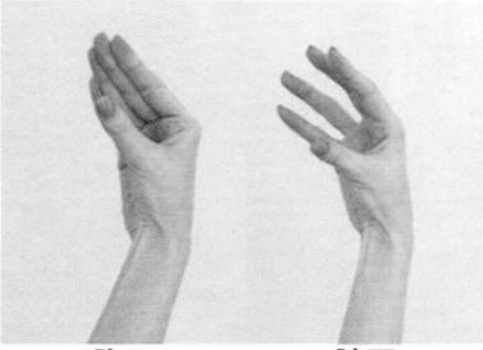
胸口　腋下

2 拇指

▶ P.46 胸口按摩術
▶ P.66 腋下按摩術

利用拇指按壓或是搭配其餘四指捏住，讓拇指得以按壓肌肉深處。

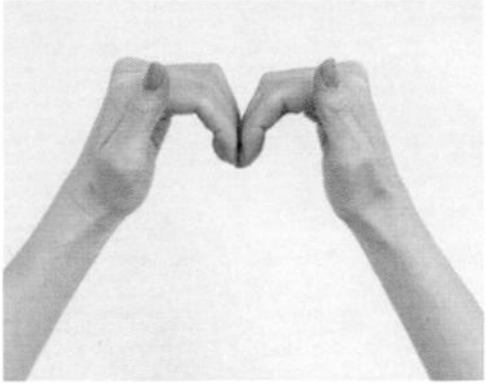

3 M字

P.84 後腦杓下方按摩術

將兩手的食指～無名的指尖合成M字，如此一來就能用6根手指按壓比1根手指按壓更大的範圍。

揉捏

捏住肌肉或穴道再按摩。即使有些比較僵硬、緊繃的肌肉很難捏住，但還是要盡可能牢牢捏緊。

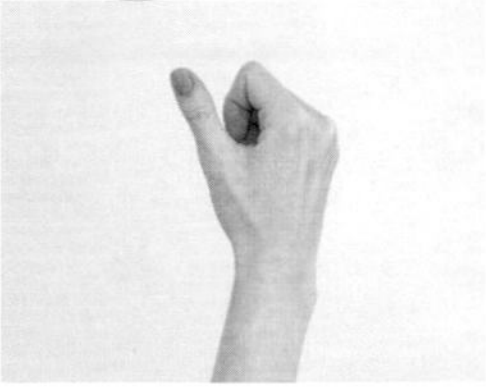

1 2隻手指

▶ P.50 脖子前方按摩術

利用拇指指腹與食指的側面非指尖去揉捏肌肉，便可放鬆大面積的肌肉，而非固定點的肌肉。

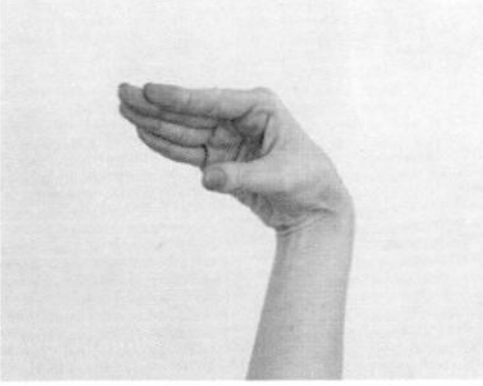

2 拇指～小指

▶ P.62 肩膀按摩術

這是利用拇指與其他手指按摩的方法。可先捏住肩膀的肌肉，用力施壓之後再快速放開。

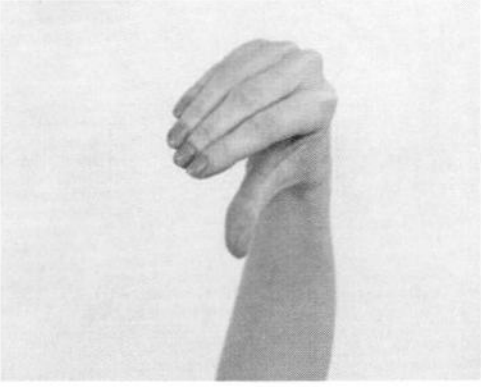

3 2隻手指的指腹

▶ P.72 頸部後側按摩術

這是用拇指與食指的指腹捏住肌肉的方法。有些肌肉很容易捏住，有些卻很難，所以可一邊確認比較難捏住的肌肉一邊按摩這些肌肉。

本書的使用方法

本書的Chapter. 2會介紹肩頸正面區塊的按摩方式，Chapter. 3則是介紹肩頸背面區塊的按摩方式。每個區塊的按摩效果與按摩方式都不同，所以在此要先介紹相關說明的閱讀導引。

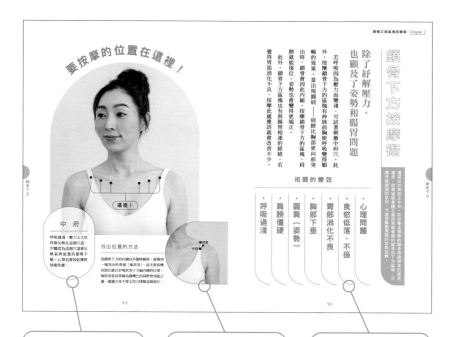

如果按摩的是穴道，會說明在出現哪些不適症狀時，按壓這個穴道會痛；如果按壓的是肌肉，則會說明這塊肌肉會在人體做什麼動作時使用。

此處說明要按摩的穴道或是肌肉。惟有些穴道比較不容易找到，所以會以「距離起點幾指幅」的方式說明穴道的位置。

從這部分的說明可以知道按摩本頁介紹的部位能改善哪些毛病或困擾。

這部分說明按摩重點與常見錯誤，還會介紹有效的手勢以及其他調整姿勢的方法。

這部分會說明按摩流程、注意事項，以及該怎麼按摩。且會仔細在按壓處說明按壓的方法與力道。各位可以參考此處提及的按壓次數。

這部分說明按摩的方法、手勢與力道，讓大家知道該怎麼按摩最有效果。

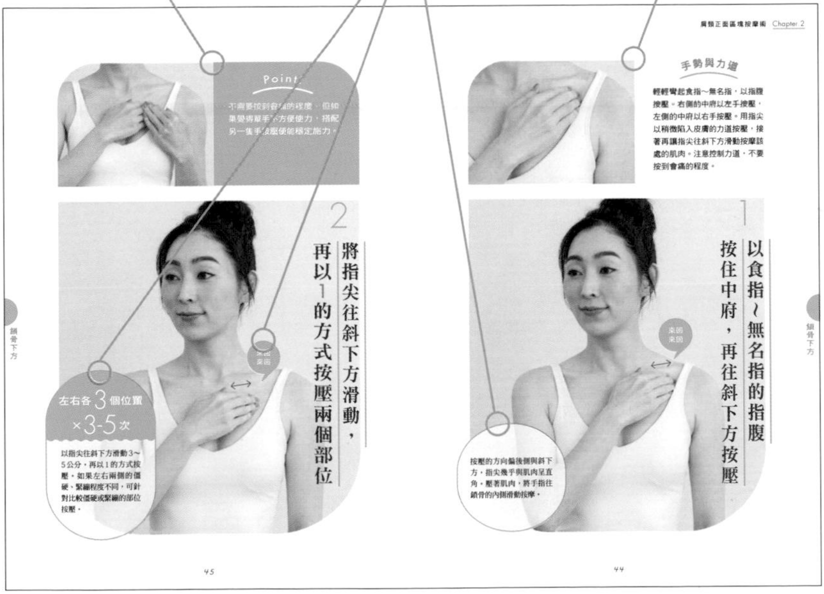
肩頸正面區塊按摩術 Chapter.2

手勢與力道

輕輕彎起食指～無名指，以指腹按壓。右側的中府以左手按壓，左側的中府以右手按壓。用指尖以稍微陷入皮膚的力道按壓，接著再讓指尖往斜下方滑動按摩該處的肌肉。注意控制力道，不要按到會痛的程度。

1 以食指～無名指的指腹按住中府，再往斜下方按壓

按壓的方向偏後側與斜下方，指尖幾乎與肌肉呈直角。壓著肌肉，將手指往鎖骨的內側滑動按摩。

鎖骨下方

44

Point

不需要按到會痛的程度，但如果覺得單手不方便使力，搭配另一隻手按壓便能穩定施力。

2 將指尖往斜下方滑動，再以1的方式按壓兩個部位

左右各3個位置 ×3-5次

以指尖往斜下方滑動3～5公分，再以1的方式按壓。如果左右兩側的僵硬、緊繃程度不同，可針對比較僵硬或緊繃的部位按壓。

鎖骨下方

45

Chapter. 4 的內容

第4章會根據身體不適症狀的種類說明對應按摩部位，以及紓緩對應不適症狀的按摩流程。比方說，「今天覺得肩膀有些僵硬」、「最近很忙，覺得壓力很大」、「覺得臉部有些鬆垮」時，都可以參考第4章的內容，替自己按摩一下。

按摩之前一定要知道的Q&A

Q 什麼時候按摩比較好？

A 早上或晚上都可以。按摩後應該會立即見效。就算沒有覺得不舒服，平常也可以摸一摸肩頸一帶，了解自己的身體狀況。

Q 什麼時候按摩比較好？

A 早上或晚上都可以。 按摩後應該會立即見效。 就算沒有覺得不舒服， 平常也可以摸一摸肩頸一帶， 了解自己的身體狀況。

Q 會不會因為按摩而發炎？

A 只要不要太用力按摩就不會發炎。就算肩膀與背部的肌肉很僵硬，太用力按摩還是有可能害肌肉受傷與發炎。肌肉發炎代表按摩的力道太強，請調整按摩的力道。

Q 讓肩頸一帶的肌肉全部按摩才是對的？

A 按摩通透的話，身體可能會變得輕盈不少，但不一定非得如此。如果按壓時，沒有覺得特別舒服或是疼痛，就不需要按摩。

Q 按摩次數愈多愈好？

A 各位可參考本書介紹的次數，但重點還是正確按摩，其次則是知道自己哪些部位需要按摩。如果在按摩時感到已有效果，就不一定要按那麼多次。

Chapter. 2

肩頸正面區塊按摩術

鎖骨下方按摩術

連接位於胸部正中央，形狀像是領帶的胸骨與肩胛骨的便是鎖骨。按摩連接身體正面與背面骨頭的鎖骨的下方區塊，可讓呼吸相關的肌肉、穴道與驅動肩膀的肌肉放鬆。

除了紓解壓力，也顧及了姿勢和腸胃問題

若呼吸因為壓力而變淺，可試著刺激中府穴。此外，按摩鎖骨下方的區塊有伸展前胸使呼吸變得順暢的效果。當出現圓肩——肩膀比胸部更向前突出時，鎖骨會因此內縮。按摩鎖骨下方的區塊，肩膀就能復位、姿勢也會變得更端正。

此外，鎖骨下方區塊也有與腸胃相連的經絡，若覺得胃部消化不良，按摩此處應該就會改善不少。

相關的療效

- 心理問題
- 食慾低落、不振
- 胃部消化不良
- 胸部下垂
- 圓肩（姿勢）
- 肩膀僵硬
- 呼吸過淺

要按摩的位置在這裡！

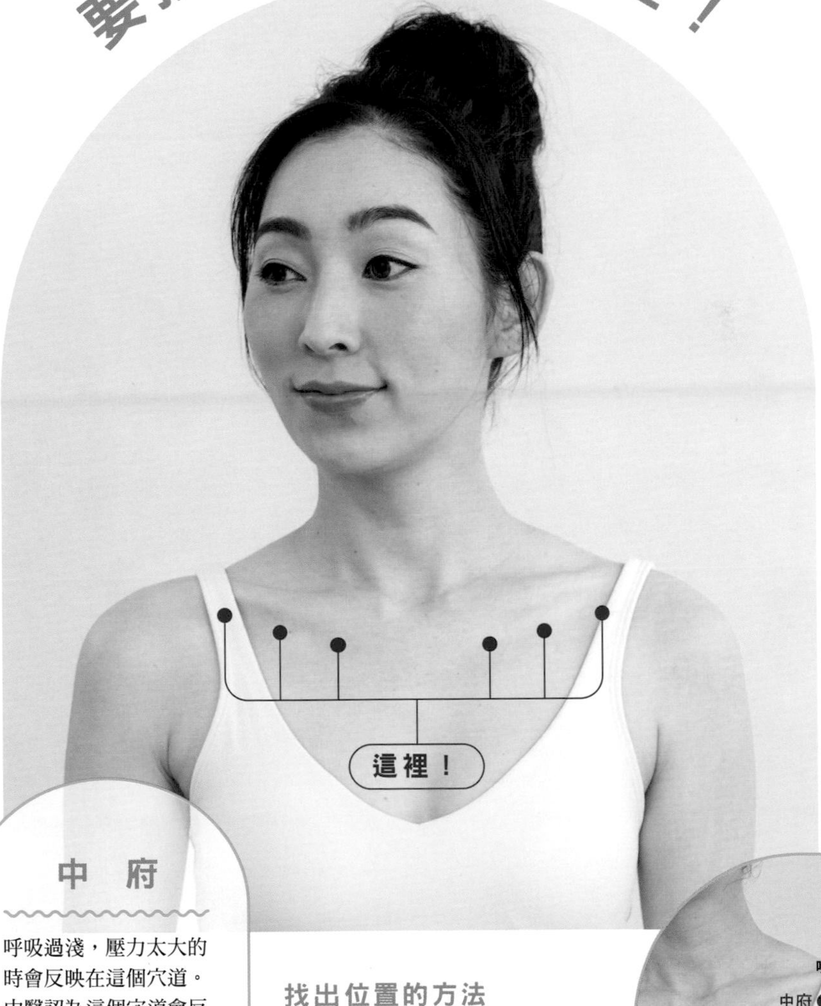

中府

呼吸過淺，壓力太大的時會反映在這個穴道。中醫認為這個穴道會反映氣與能量的循環不順，心情也會因此變得煩燥焦慮。

找出位置的方法

從鎖骨下方的內側往外側移動時，會摸到一塊突出的骨頭（喙狀突），這次要按摩的部位就位於喙狀突下方偏內側的位置。喙狀突是長得像烏鴉嘴巴的肩胛骨突起之處。建議大家不要太用力揉壓這個部位。

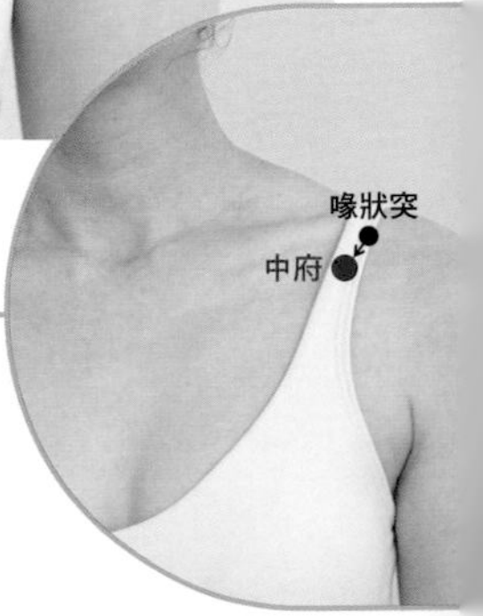

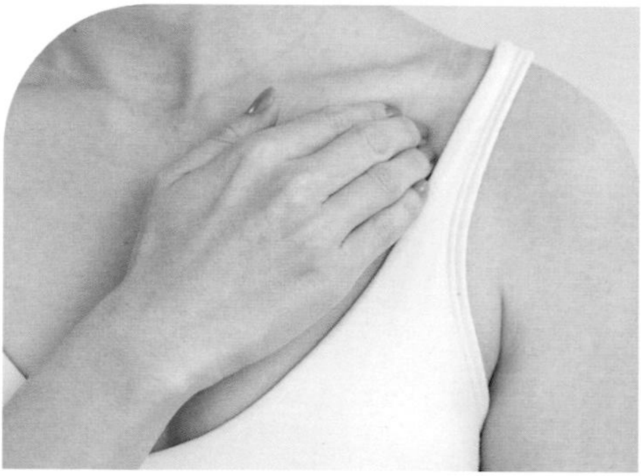

手勢與力道

輕輕彎起食指～無名指，以指腹按壓。右側的中府以左手按壓，左側的中府以右手按壓。用指尖以稍微陷入皮膚的力道按壓，接著再讓指尖往斜下方滑動按摩該處的肌肉。注意控制力道，不要按到會痛的程度。

1

以食指～無名指的指腹按住中府，再往斜下方按壓

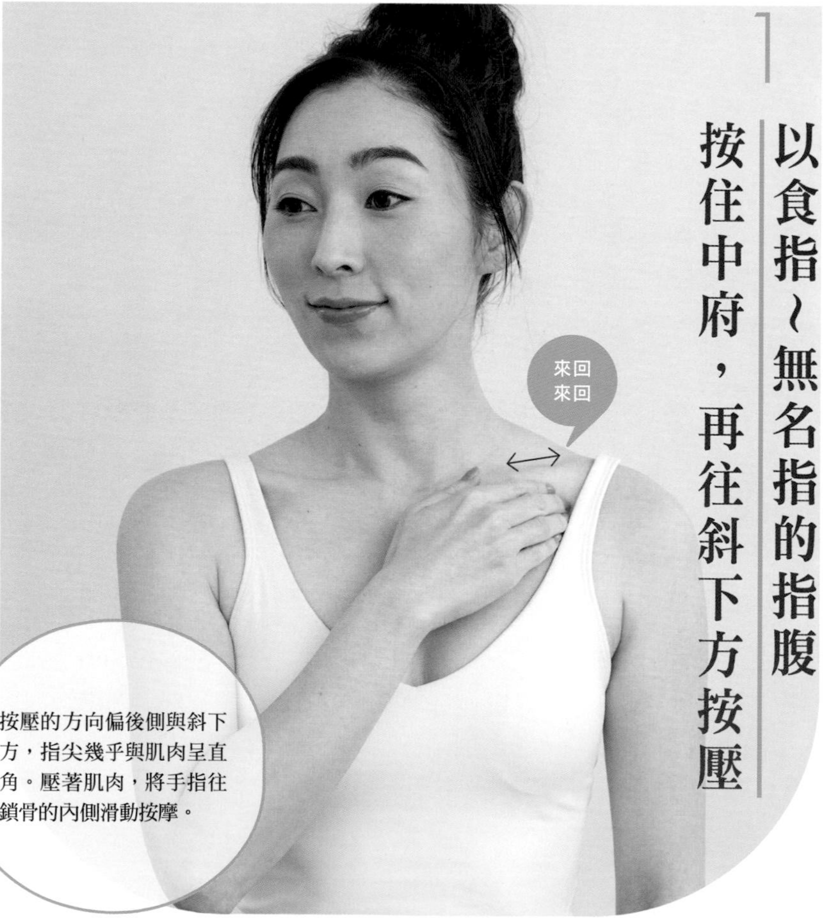

按壓的方向偏後側與斜下方，指尖幾乎與肌肉呈直角。壓著肌肉，將手指往鎖骨的內側滑動按摩。

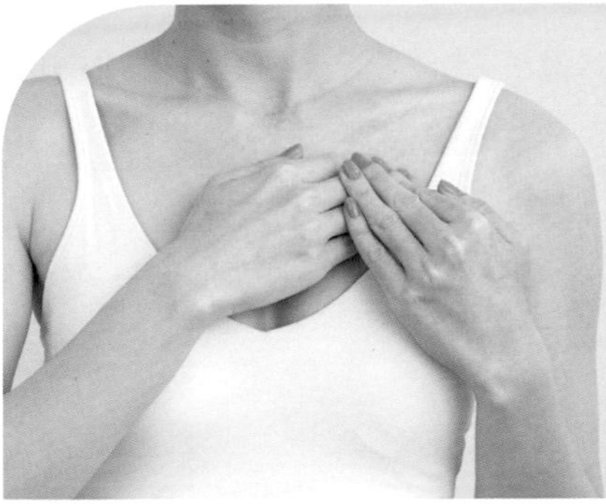

Point!

不需要按到會痛的程度，但如果覺得單手不方便使力，搭配另一隻手按壓便能穩定施力。

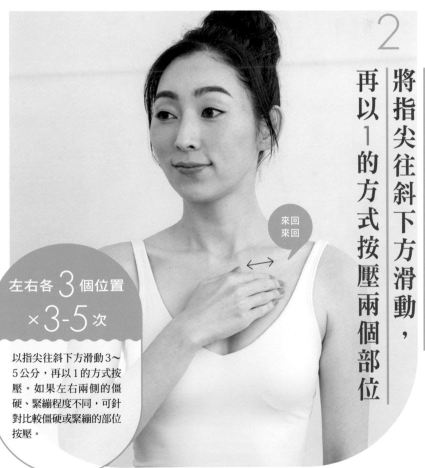

2 將指尖往斜下方滑動，再以1的方式按壓兩個部位

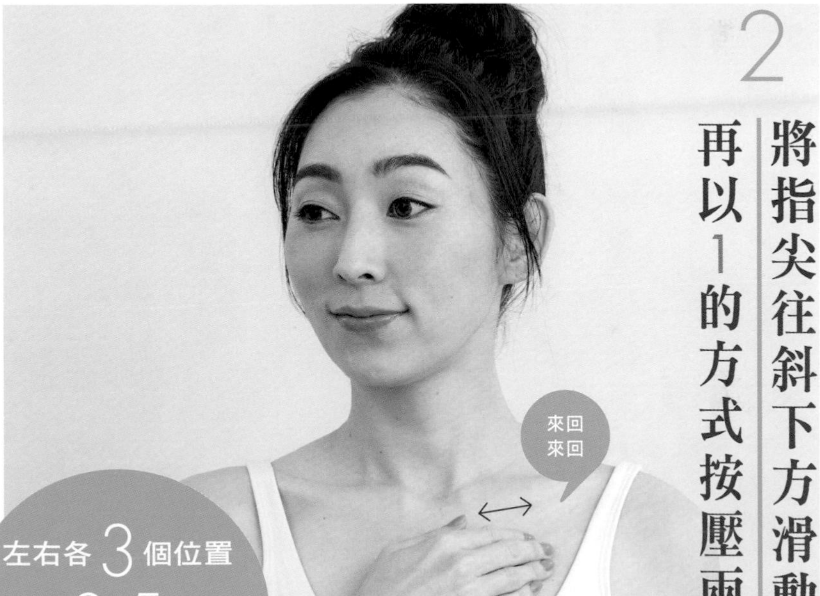

左右各3個位置×3-5次

以指尖往斜下方滑動3～5公分，再以1的方式按壓。如果左右兩側的僵硬、緊繃程度不同，可針對比較僵硬或緊繃的部位按壓。

胸口按摩術

胸口比鎖骨下方區塊更下方，要按摩的是包覆胸口的肌肉。此處佈滿控制呼吸、身體姿勢的肌肉，容易因為緊張、身體前傾而變僵硬，亦會影響臉部線條。

拉提嘴角、臉部、胸部

從手臂往胸口正中央的胸骨與鎖骨分佈的肌肉稱為胸大肌。當胸大肌變得僵硬緊繃，胸口的運動就會變得不靈活與腫脹，胸部也有可能因此下垂。由於胸大肌包覆著肋骨，所以按摩胸大肌可讓呼吸變得更順暢，也能讓身體更放鬆。

此外，胸大肌是透過肌膜與脖子前側的肌肉「頸闊肌」相連，所以一旦胸大肌變得僵硬，脖子與嘴角就會被往下拉扯，導致臉部變得鬆垮。按摩胸大肌對恢復緊實度有一定見效。

相關的療效

- 手掌與手臂的水腫
- 手掌與手臂的疲倦
- 促進胸部的靈活度
- 改善胸部鬆垮問題
- 改善嘴角脖子鬆垮
- 改善心理症狀

要按摩的位置在這裡！

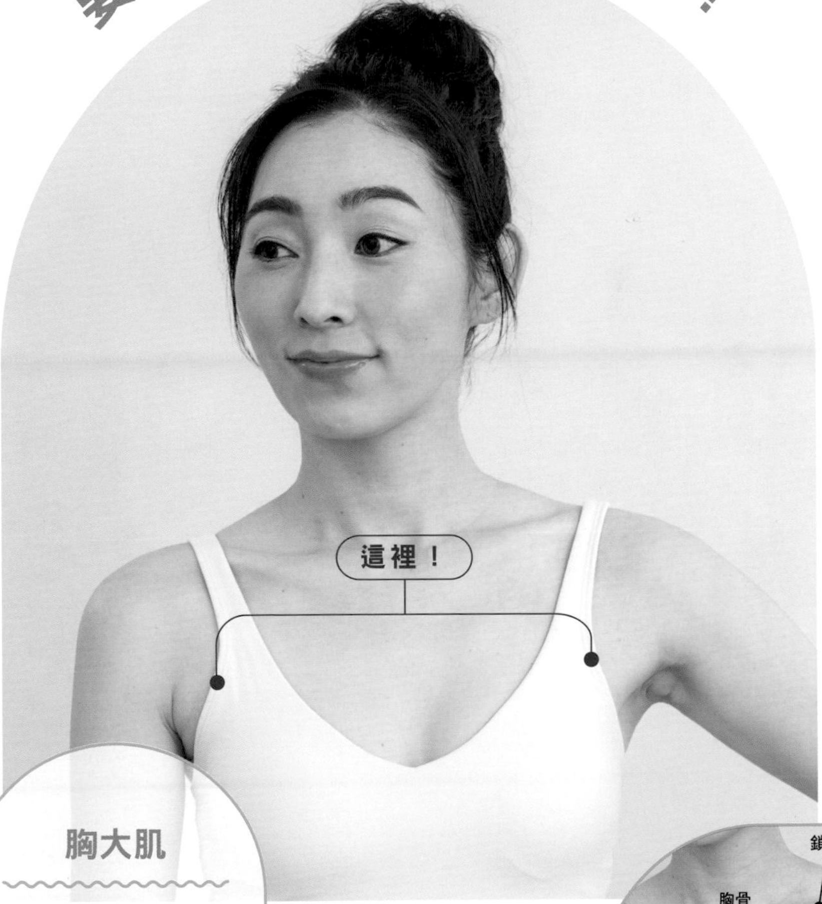

胸大肌

胸大肌是驅動手臂的肌肉，也是淋巴叢集之處，所以當淋巴液無法正常流動時，手臂也會變得不靈活。此外，胸大肌是透過肌膜與脖子前方的肌肉連結，因此也會影響脖子附近的肌肉。

找出位置的方法

胸大肌是包覆胸腔的肌肉，分佈的範圍為手臂到身體正中央，以及位於喉結下方，形狀像是領帶的胸骨與鎖骨。差不多是以掌心蓋住胸口的區塊。

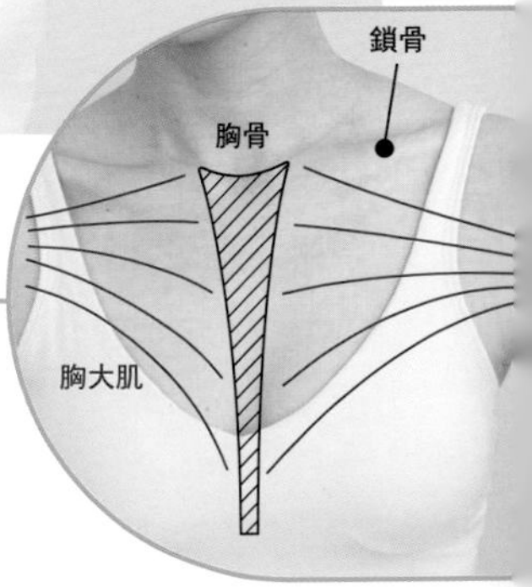

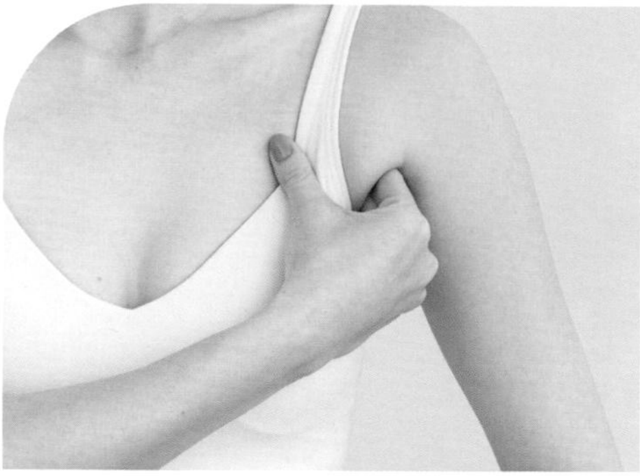

手勢與力道

將拇指與食指彎成「ㄈ」的形狀捏住腋下，再以拇指揉捏肌肉。控制在有點痛、有點舒服的力道即可。

將手臂往上抬，再以拇指與食指穩穩捏住腋下

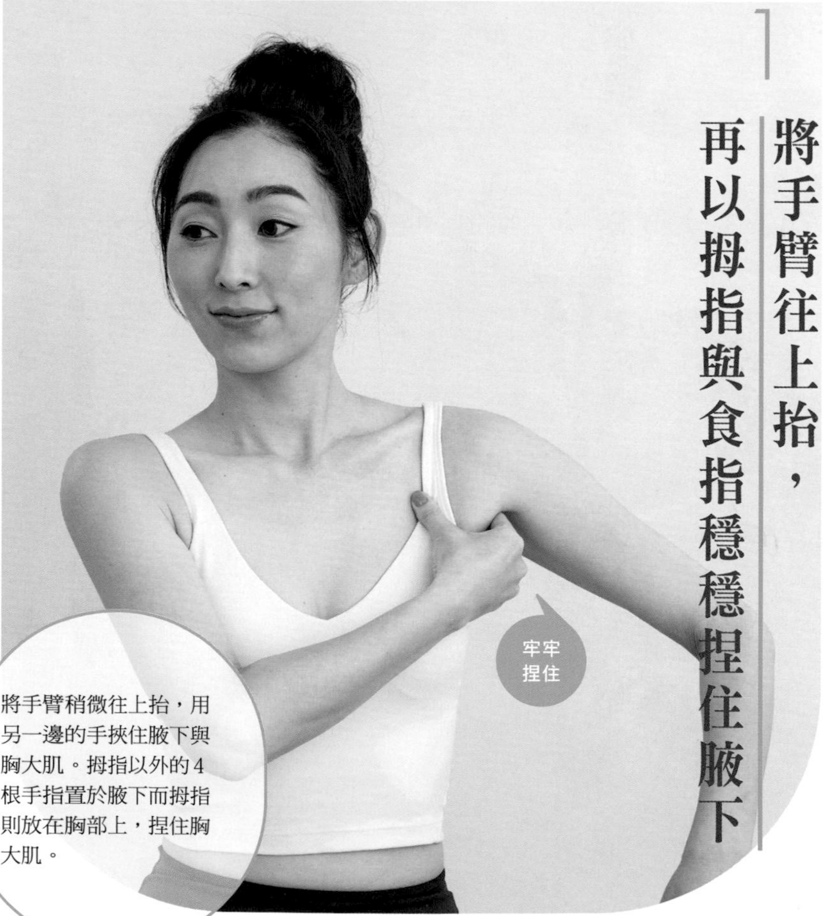

將手臂稍微往上抬，用另一邊的手挾住腋下與胸大肌。拇指以外的4根手指置於腋下而拇指則放在胸部上，捏住胸大肌。

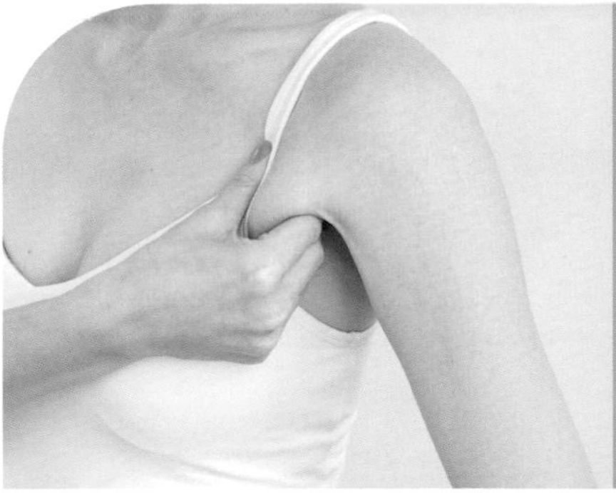

Point!

請利用拇指與食指抓住肌肉而不是皮膚，這樣才方便按壓。胸大肌有許多淋巴，所以按摩胸大肌可促進淋巴液流動，改善胸部肌肉的疲勞與水腫。

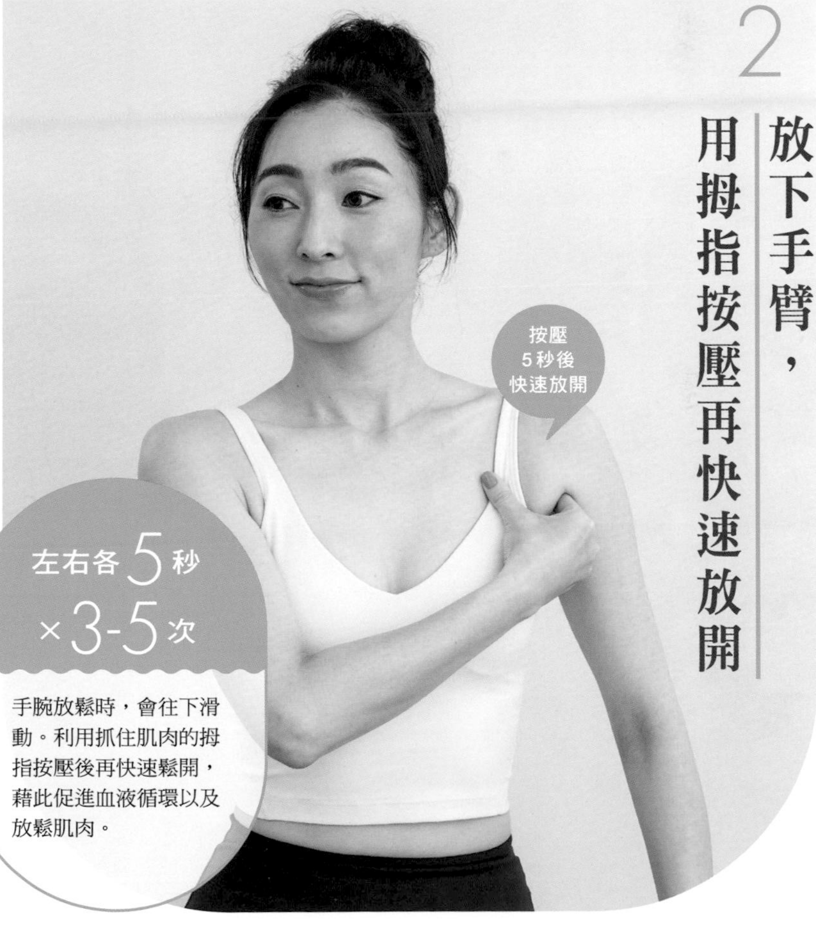

2 放下手臂，用拇指按壓再快速放開

左右各5秒
×3-5次

手腕放鬆時，會往下滑動。利用抓住肌肉的拇指按壓後再快速鬆開，藉此促進血液循環以及放鬆肌肉。

脖子前方按摩術

從耳垂後方一直往喉結延伸的胸鎖乳突肌在所有支撐頭部的肌肉之中是最粗的肌肉，由於這條頸部肌肉就像是柱子一樣撐住頭部，所以也很容易緊繃或出現氣結。

改善臉部水腫、皺紋與姿勢

一旦肩膀用力，上半身緊繃，脖子側邊到前方的胸鎖乳突肌就會突出來。

由於這條肌肉撐著重量為體重十分之一的頭部，所以總是非常緊繃。而且當姿勢不良、頭部比軀幹還要突出時，就會加重這條肌肉的負擔，導致頸部變得僵硬進而出現頭痛的毛病。此外，還會讓脖子看上去變短，或是容易出現皺紋，血液與淋巴液的循環也會變差。如此一來，就容易出現水腫的問題。

相關的療效

- 紓緩頸部僵硬
- 消除下巴的左右歪斜
- 消除臉部水腫
- 減少脖子的皺紋
- 避免烏龜頸

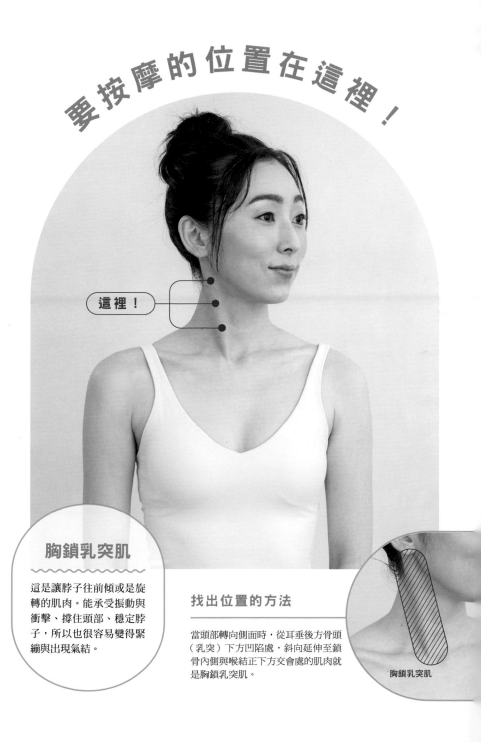

要按摩的位置在這裡！

胸鎖乳突肌

這是讓脖子往前傾或是旋轉的肌肉。能承受振動與衝擊、撐住頭部、穩定脖子，所以也很容易變得緊繃與出現氣結。

找出位置的方法

當頭部轉向側面時，從耳垂後方骨頭（乳突）下方凹陷處，斜向延伸至鎖骨內側與喉結正下方交會處的肌肉就是胸鎖乳突肌。

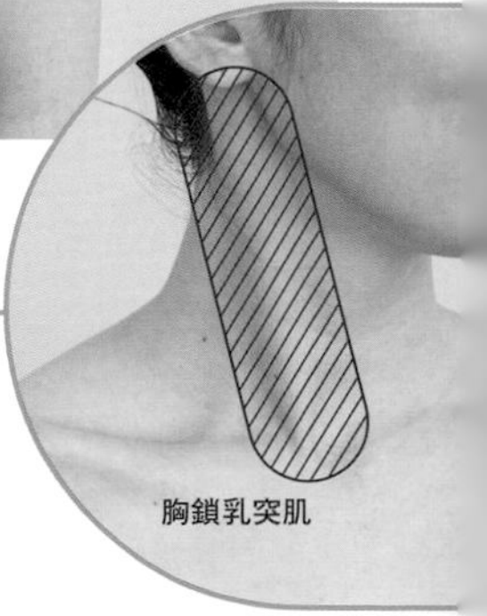

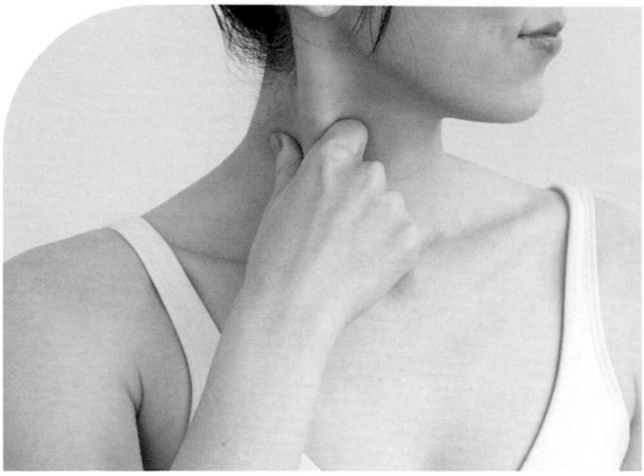

手勢與力道

用拇指的指腹與食指側邊夾住胸鎖乳突肌。力道約為略感疼痛的程度。不要太用力拉扯、按壓與揉捏。頸動脈就在旁邊，太用力按壓會難以呼吸。

以拇指與食指捏住上方再輕輕放開

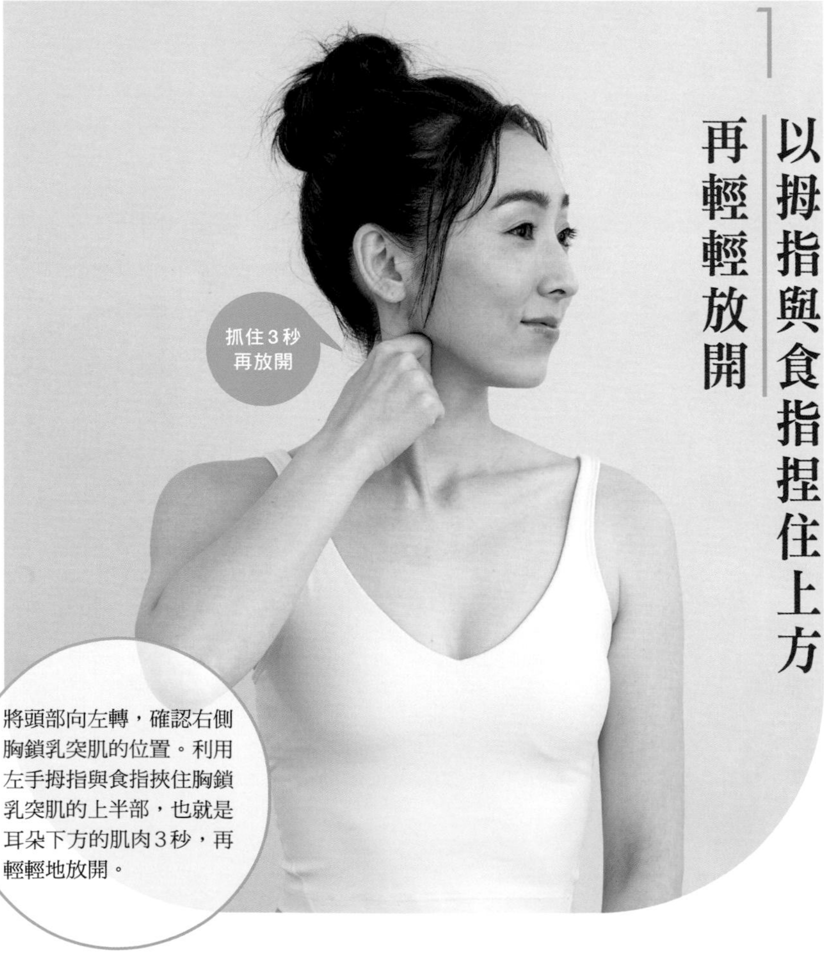

抓住3秒
再放開

將頭部向左轉，確認右側胸鎖乳突肌的位置。利用左手拇指與食指挾住胸鎖乳突肌的上半部，也就是耳朵下方的肌肉3秒，再輕輕地放開。

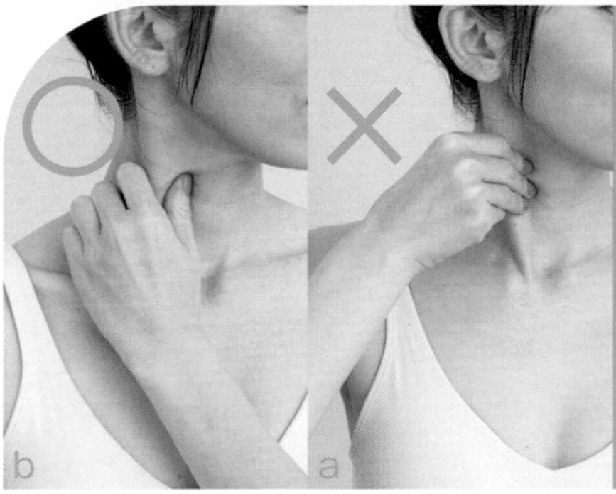

Point!

要注意的是，不可讓指尖陷入胸鎖乳突肌的內側（a），不然指甲會刺到皮膚，呼吸也會變得不順暢。如果沒辦法以右手抓住右側的胸鎖乳突肌，可改用左手（b）。

2 以1的方式，往下按壓另外兩個位置

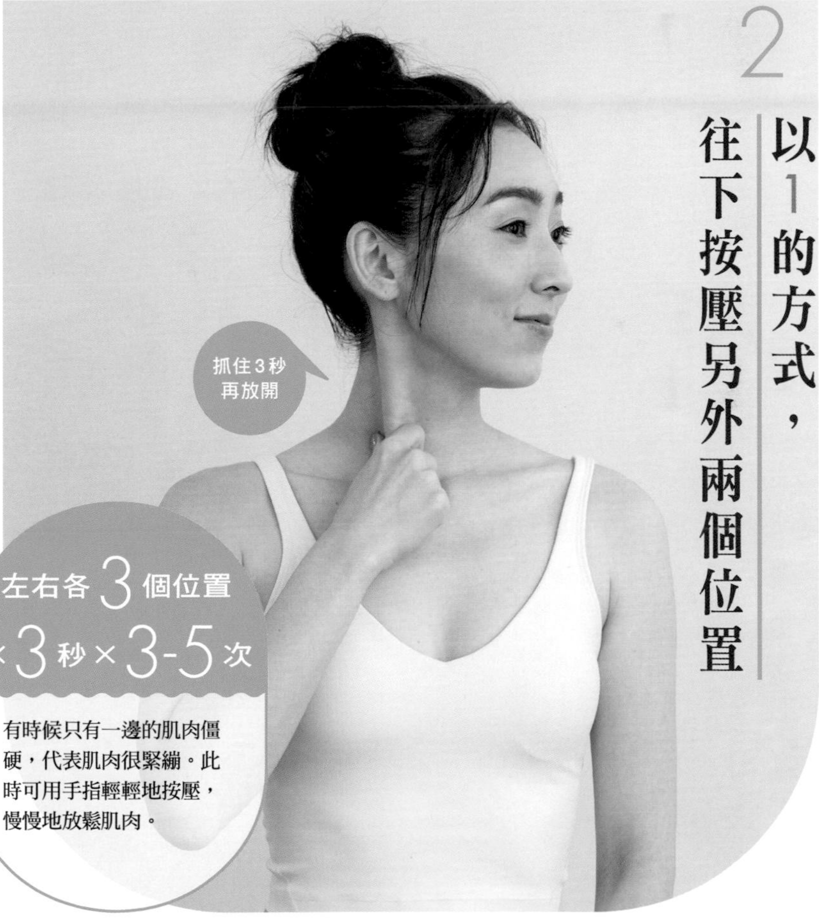

左右各3個位置×3秒×3-5次

有時候只有一邊的肌肉僵硬，代表肌肉很緊繃。此時可用手指輕輕地按壓，慢慢地放鬆肌肉。

鎖骨上方按摩術

這次要按摩的是鎖骨上方到鎖骨背面的區塊。這一帶有許多淋巴結，是促進淋巴液與血液循環的重要部位。如果覺得壓力很大或是出現水腫的症狀，不妨試著按摩這個區塊。

排出老舊廢物的重要區塊

鎖骨上方有許多重要部位，例如「缺盆穴」、「靜脈角」都是其中之一，而這些部位都有助於改善各種身體不適。

「缺盆穴」能讓肩頸變得更靈活，也能反映腸胃的狀況。而「靜脈角」則是全身淋巴液的匯流處，淋巴液會由此流入靜脈，再將多餘物質以老舊廢物排出。一旦堵塞，老舊廢物在身體囤積就會水腫或是疲勞。鎖骨上方很容易緊繃，若能養成按摩這個區塊的習慣，能有效減少身體的不適症狀。

相關的療效

- 解決心理疾病
- 紓緩呼吸不順的症狀
- 消除臉部水腫
- 減緩肩頸僵硬
- 預防手臂變得冰冷
- 避免食慾低落、不振

要按摩的位置在這裡！

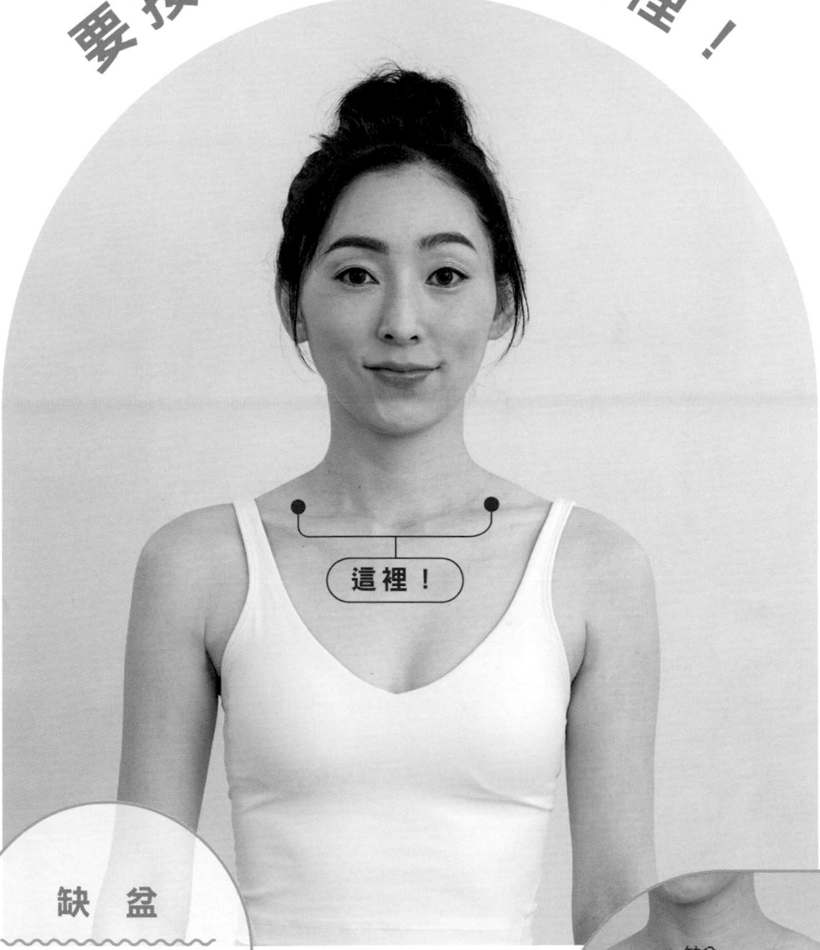

缺　盆

此穴能改善肩頸麻痺、呼吸不順、胃部不適這些症狀。而且附近還有淋巴液出口的靜脈角。只要按摩靜脈角，就能促進淋巴液的循環。

找出位置的方法

先找到左及右鎖骨的正中央，再往其上緣移動就能找到穴道。穴道位於乳頭向上延伸的直線上，一邊按壓一邊舉手就會發現這個部位跟著隆起。

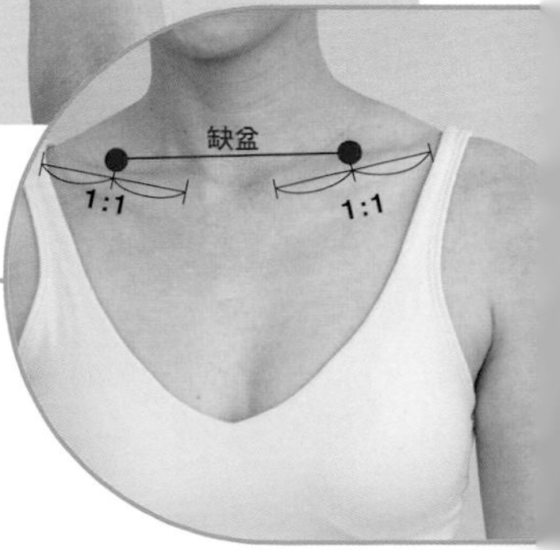

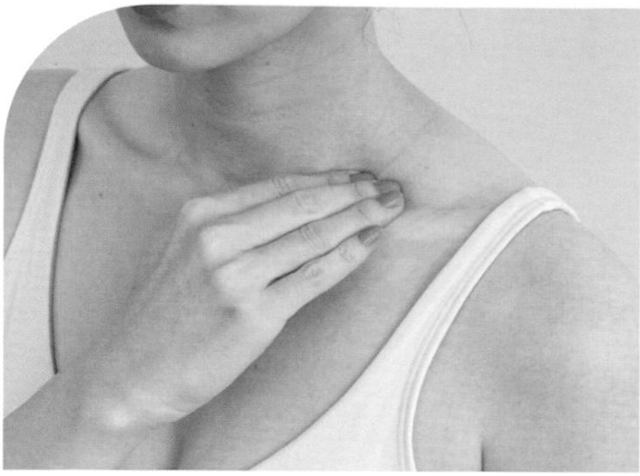

手勢與力道

以食指～無名指第一節的指腹勾住鎖骨下方，然後將拇指往掌心彎曲，不要往喉嚨的方向伸直。缺盆穴下方有神經與血管經過，所以輕輕按壓就好，千萬不要用力揉壓。

以食指～無名指的指腹按壓缺盆穴附近

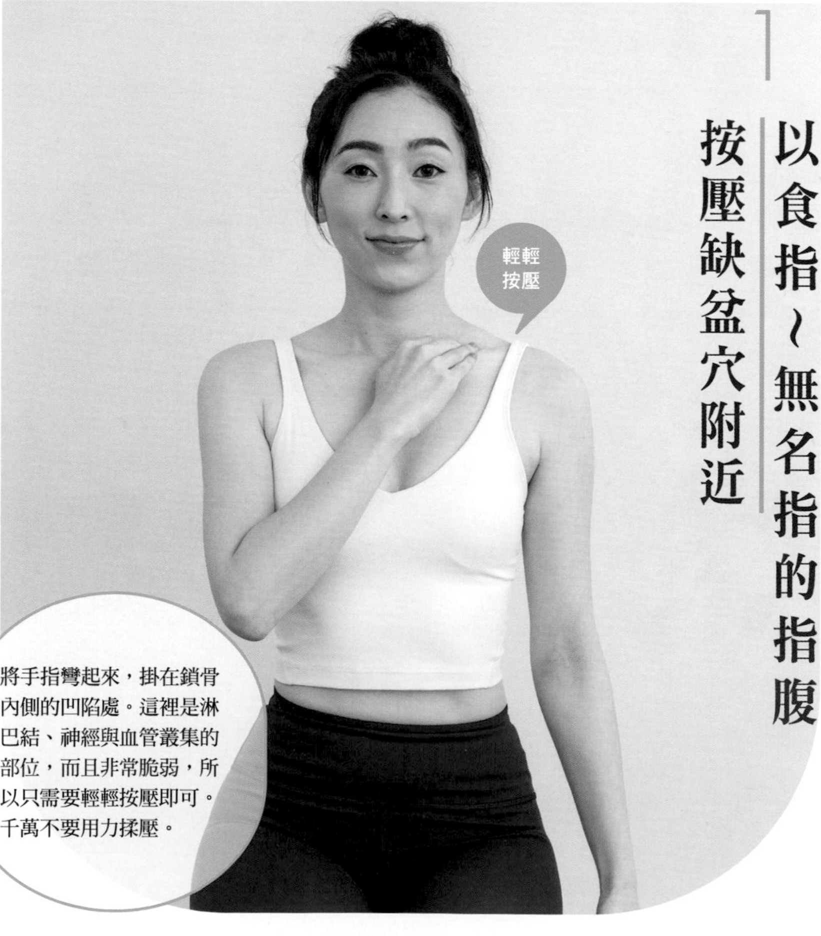

將手指彎起來，掛在鎖骨內側的凹陷處。這裡是淋巴結、神經與血管叢集的部位，而且非常脆弱，所以只需要輕輕按壓即可。千萬不要用力揉壓。

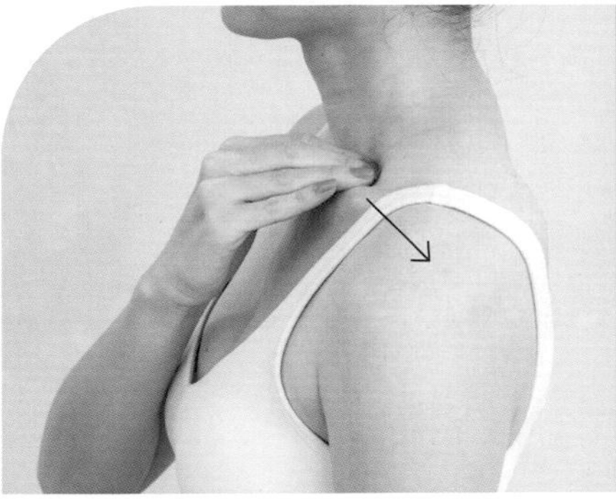

Point!

以指腹按壓時，記得往斜下方施壓，也就是朝背部的方向按壓。以直角的方向按壓穴道附近的肌肉，可有效放鬆緊繃的肌肉。

2 抬高手臂，往內側轉一大圈

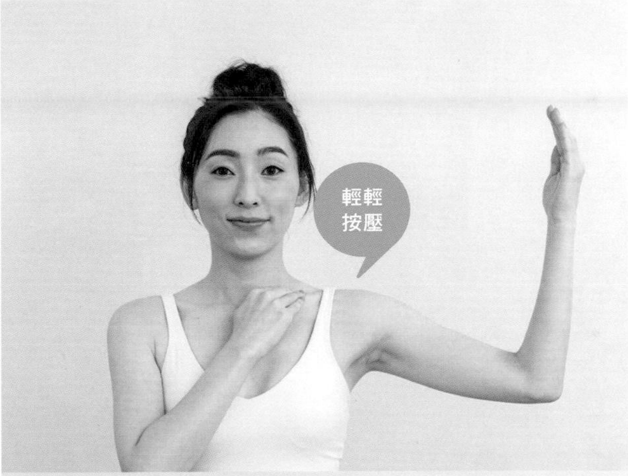

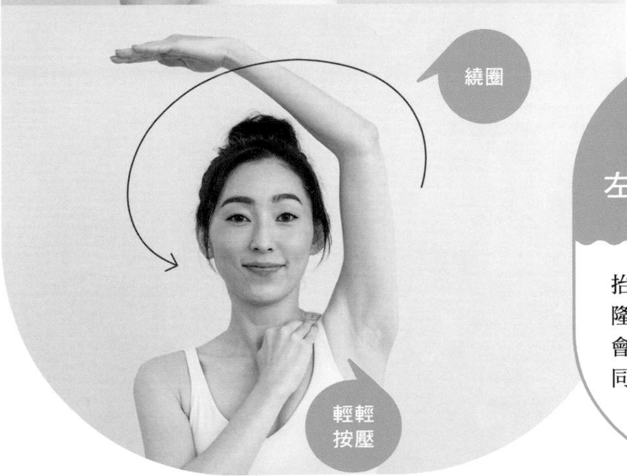

左右各3-5次

抬高手臂時，鎖骨上方會隆起對吧？讓手肘畫一個會經過耳朵附近的大圈，同時輕輕地按壓缺盆穴。

脖子側面按摩術

從耳垂後方往肩膀根部延伸的斜角肌非常辛苦，因為要撐住沉重的頭部。一旦姿勢不良，或是因為玩手機而出現烏龜頸，斜角肌就容易變得僵硬。

讓脖子不再硬梆梆以及消除臉部的水腫

從脖子兩側支撐頭部的斜角肌是從脖子延伸到肋骨的肌肉，而且與呼吸息息相關。如果持續緊張情緒使交感神經一直都很活躍，這條肌肉就會變得僵硬、呼吸變淺、脖子看起來會變短，且血液循環也會變差而容易出現水腫的問題，進而臉部的線條也會因此變得模糊。建議頭部老是往前傾或是乍看之下姿勢優良，但脖子很僵硬的人，盡可能多按摩斜角肌。

相關的療效

- 緩解脖子僵硬
- 消除臉部水腫
- 調適心理
- 預防呼吸變淺
- 讓肩膀與手臂變得靈活

要按摩的位置在這裡！

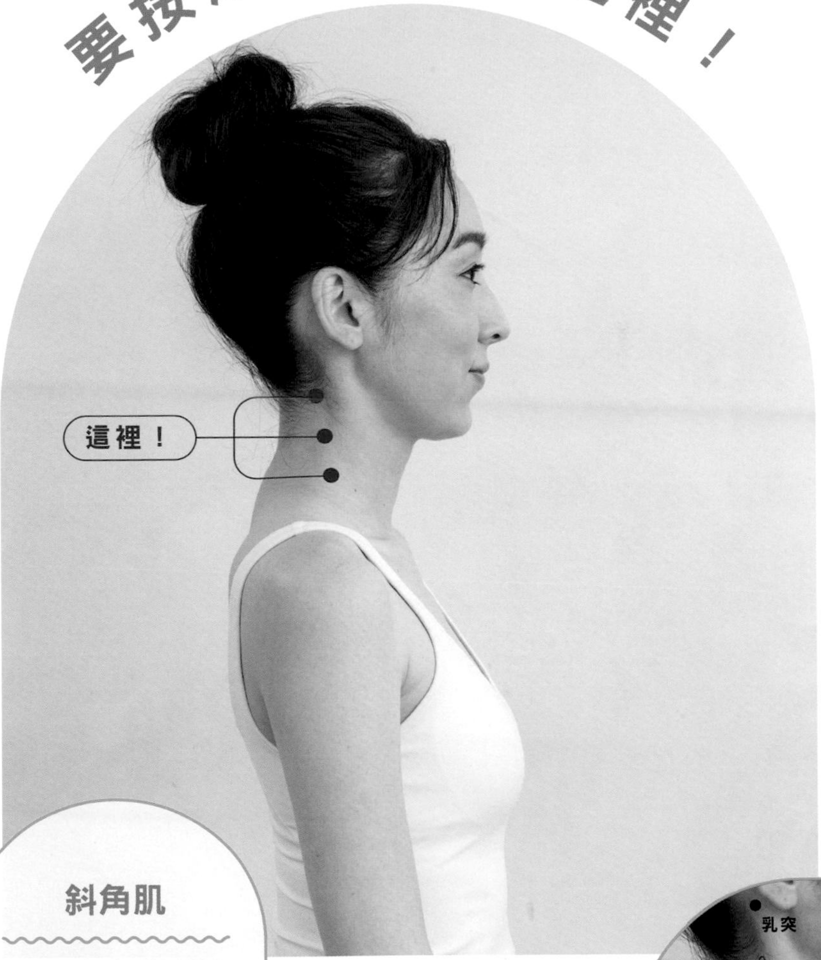

斜角肌

斜角肌是從脖子側邊撐起頭部的肌肉，所以脖子的肌肉僵硬當然會對肩膀與手臂造成影響。此外，這條肌肉與呼吸有關，一旦呼吸因為壓力而變淺就會變僵硬。

找出位置的方法

斜角肌是以耳垂後方隆起的骨頭（乳突）下方為起點，往脖子與肩膀的分界線伸的肌肉。這條肌肉位於脖子前方的胸鎖乳突肌（參考51）的後面。

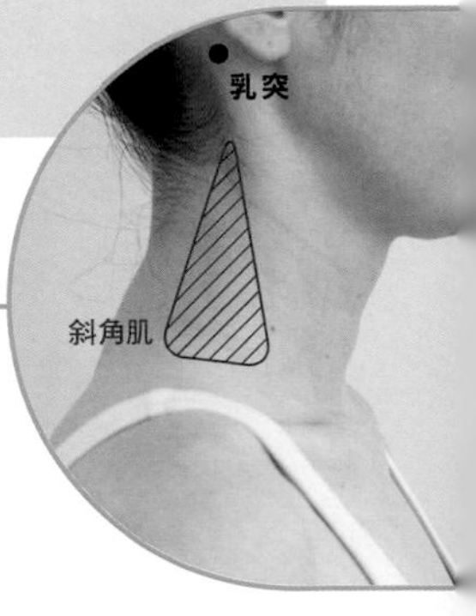

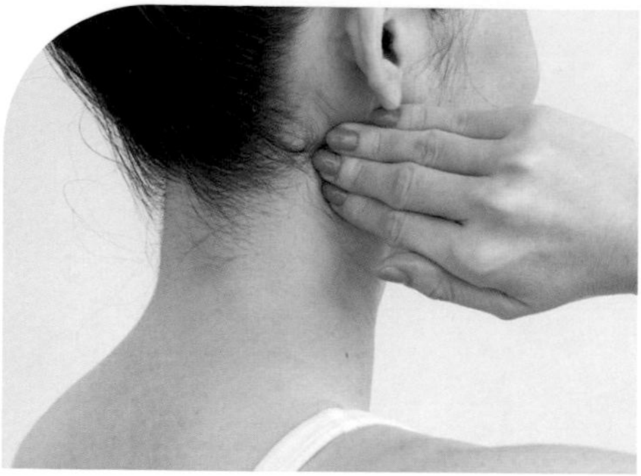

手勢與力道

將食指～無名指的第一節與斜角肌呈直角垂直施加壓力，此時盡可能不要讓指甲陷入皮膚。力道差不多維持在有點痛、有點舒服的程度即可。

以食指～無名角
按壓斜角肌

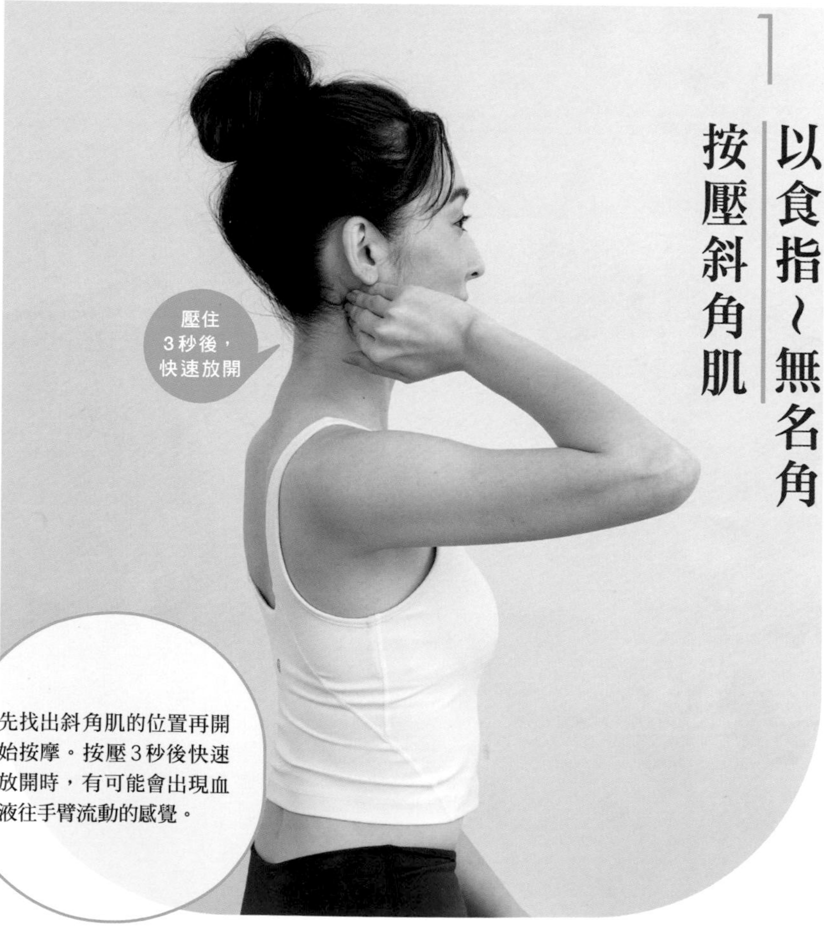

先找出斜角肌的位置再開始按摩。按壓3秒後快速放開時，有可能會出現血液往手臂流動的感覺。

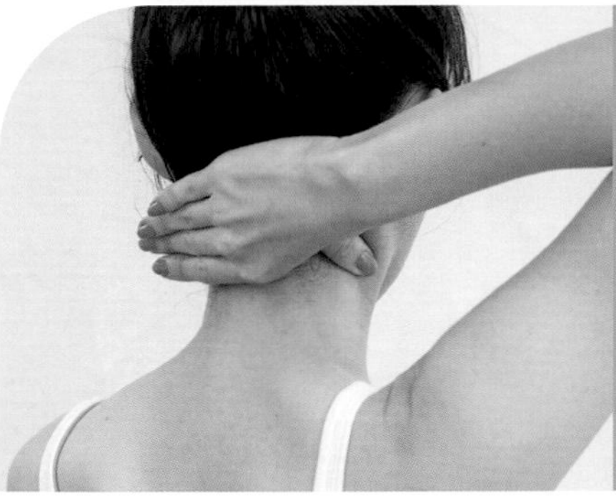

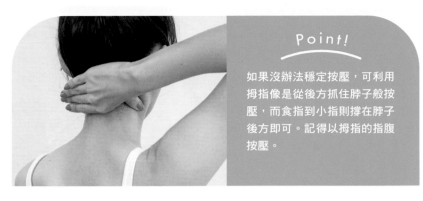

Point!

如果沒辦法穩定按壓，可利用拇指像是從後方抓住脖子般按壓，而食指到小指則撐在脖子後方即可。記得以拇指的指腹按壓。

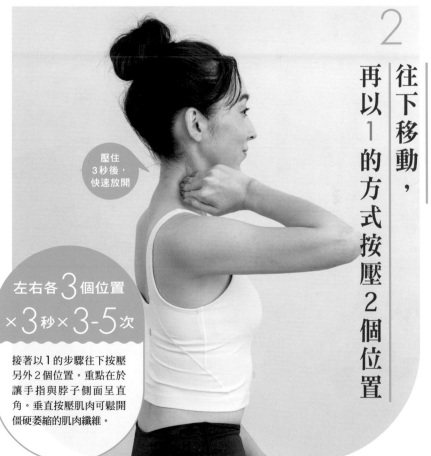

2 往下移動，再以1的方式按壓2個位置

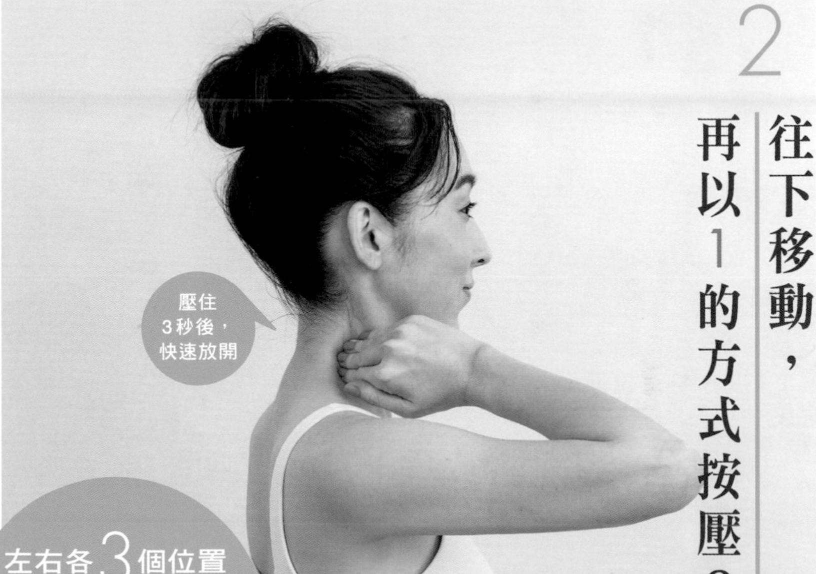

壓住
3秒後，
快速放開

左右各3個位置×3秒×3-5次

接著以1的步驟往下按壓另外2個位置。重點在於讓手指與脖子側面呈直角。垂直按壓肌肉可鬆開僵硬萎縮的肌肉纖維。

肩膀按摩術

最多人覺得難纏的慢性疼痛莫過於肩膀僵硬。解決這種不適症狀的重點在於能否放鬆肩膀的肌肉。以躺著的姿勢按摩這部分的肌肉，效果將更為顯著。

相關的療效

- 紓緩肩膀僵硬
- 緩解肩膀疼痛
- 預防頭痛
- 改善肩膀高低差
- 讓肩膀變得靈活

一口氣解決難纏的肩膀僵硬、頭痛與疲倦感

許多人以為於覆蓋肩膀的斜方肌僅位於背部，但其實因與肩膀、鎖骨連接，也算是肩頸正面區塊的肌肉。一旦斜方肌僵硬，肩膀就會跟著僵硬。嚴重還可能引起頭痛。斜方肌分佈於身體左右兩側，很容易不平衡導致單邊肌肉僵硬。

按摩斜方肌除了可解決肩膀僵硬，還能改善頭痛與上半身的疲倦感，平衡身體左右兩側，身體的儀態也會變得更美。

要按摩的位置在這裡！

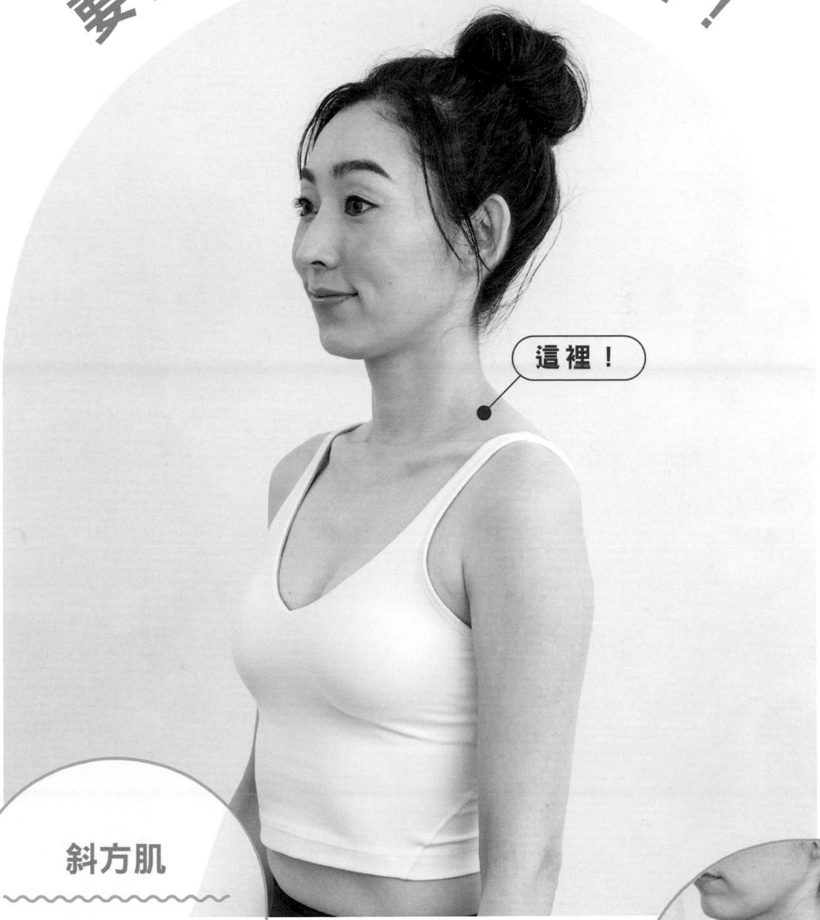

斜方肌

聳肩、挺胸、拉東西的動作都會用到這條肌肉。一旦我們因為緊張而變得全身僵硬，或是因為駝背、圓肩使這條肌肉往前拉扯時，就會變得僵硬，也容易出現氣結。

找出位置的方法

斜方肌是從脖子往肩膀、背部分佈的肌肉。抬高手臂將掌心貼在肩膀上，就能找到這條肌肉。如果是長期肩膀僵硬的人，這條肌肉可能會變得比較遲鈍，所以記得慢慢地按摩這條肌肉。

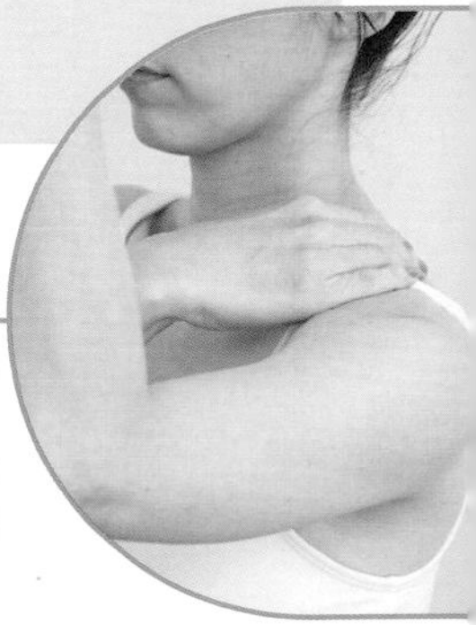

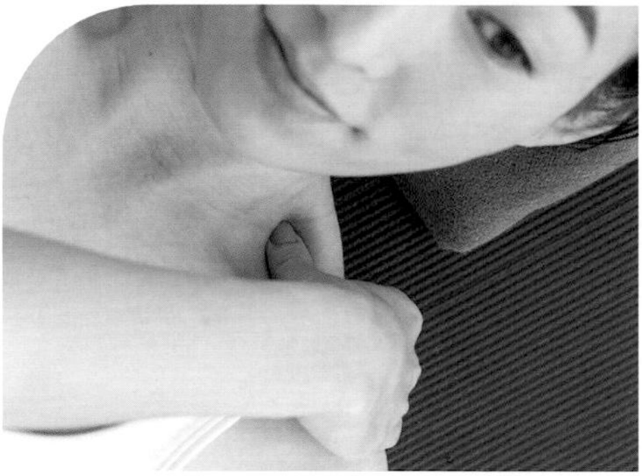

手勢與力道

以另一側手牢牢捏住肩膀後，以有點痛、有點舒服的力道，按壓僵硬的斜方肌，接著再快速放開。

先躺下來，再以另一側的手捏住斜方肌

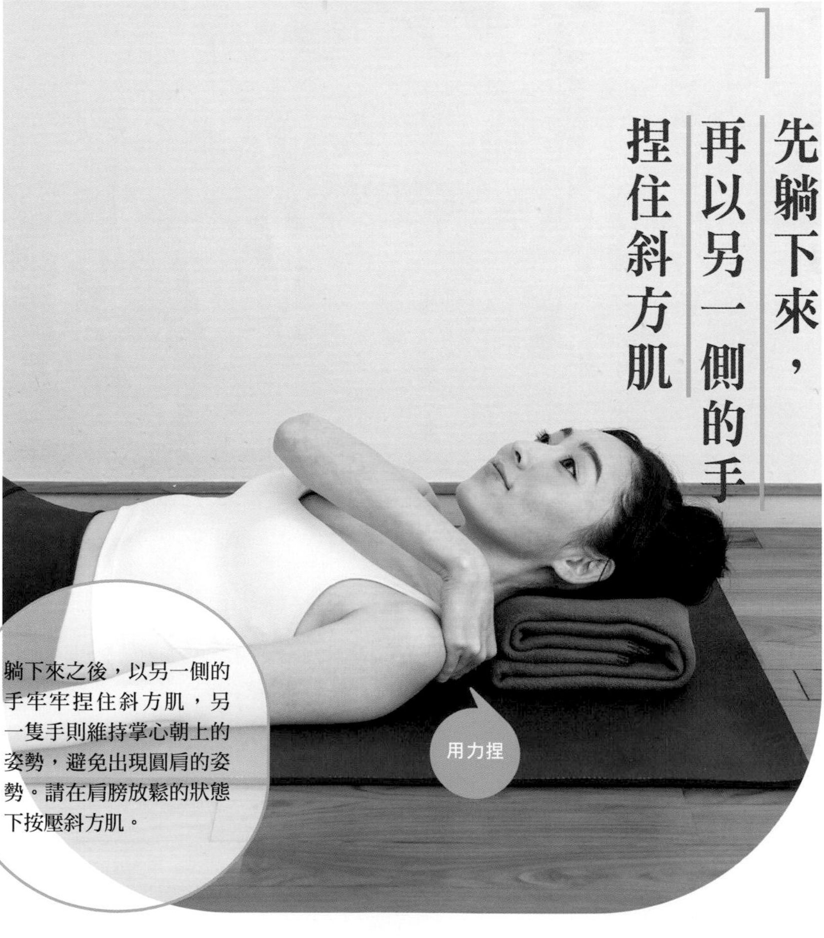

躺下來之後，以另一側的手牢牢捏住斜方肌，另一隻手則維持掌心朝上的姿勢，避免出現圓肩的姿勢。請在肩膀放鬆的狀態下按壓斜方肌。

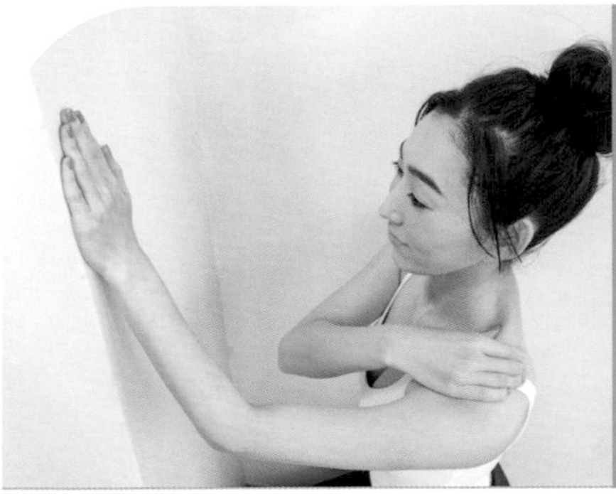

Point!

如果人在公司或在做家事沒辦法躺下來按摩，可改用牆壁按摩。比方說，想按摩左側的斜方肌時，可將左手抵住牆壁。抵住的位置於臉部平行，接著按摩肩膀，然後用右手按壓斜方肌。

2 按壓斜方肌3秒後再快速放開

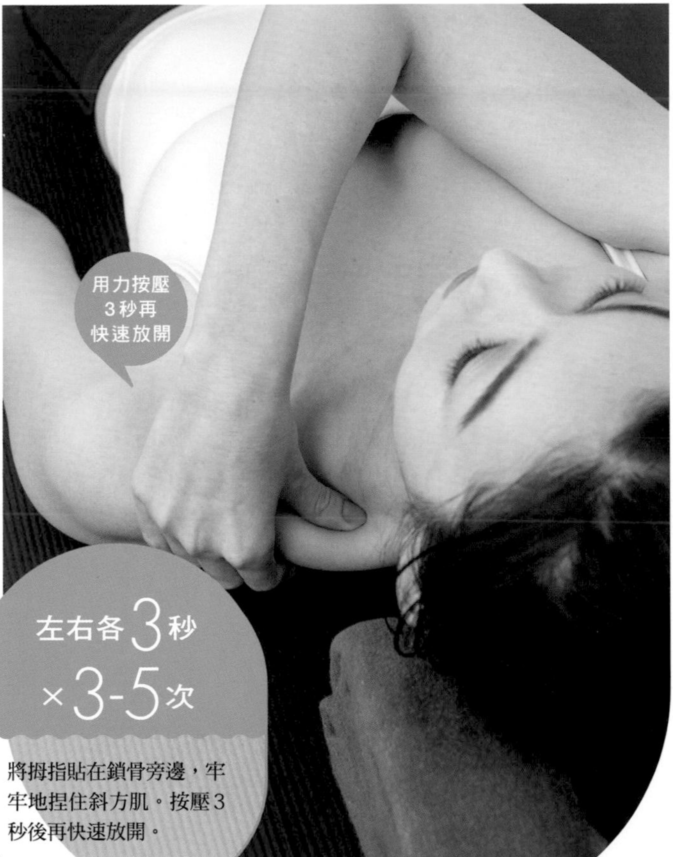

左右各3秒 ×3-5次

將拇指貼在鎖骨旁邊，牢牢地捏住斜方肌。按壓3秒後再快速放開。

腋下按摩術

腋下是很少自行保養的部位，稍微按壓一下，應該會發現這個部位比想像中僵硬或是很痛。這就是淋巴液循環不順而囤積了太多老舊廢物的證據，所以要記得徹底按摩這個部位。

改善淋巴液的循環 可讓肩膀與手臂放鬆

腋下的淋巴結稱為腋窩淋巴結，是上半身淋巴結匯流之處。愈少觸摸腋下，也愈少刻意讓這個部位運動，淋巴液便愈容易在此堵住。一旦淋巴液的循環不順，老舊廢物與疲勞物質就無法排出體外，手臂、肩膀與整隻手因此變得遲緩笨重，血液循環也因此變差，進而出現手腳冰冷的問題。

按壓腋窩淋巴結可促進淋巴液循環，讓肩膀、手臂與整隻手變得更靈活。

相關的療效

- 讓手臂與肩膀更靈活
- 改善雙手冰冷問題
- 改善手指僵硬問題

要按摩的位置在這裡！

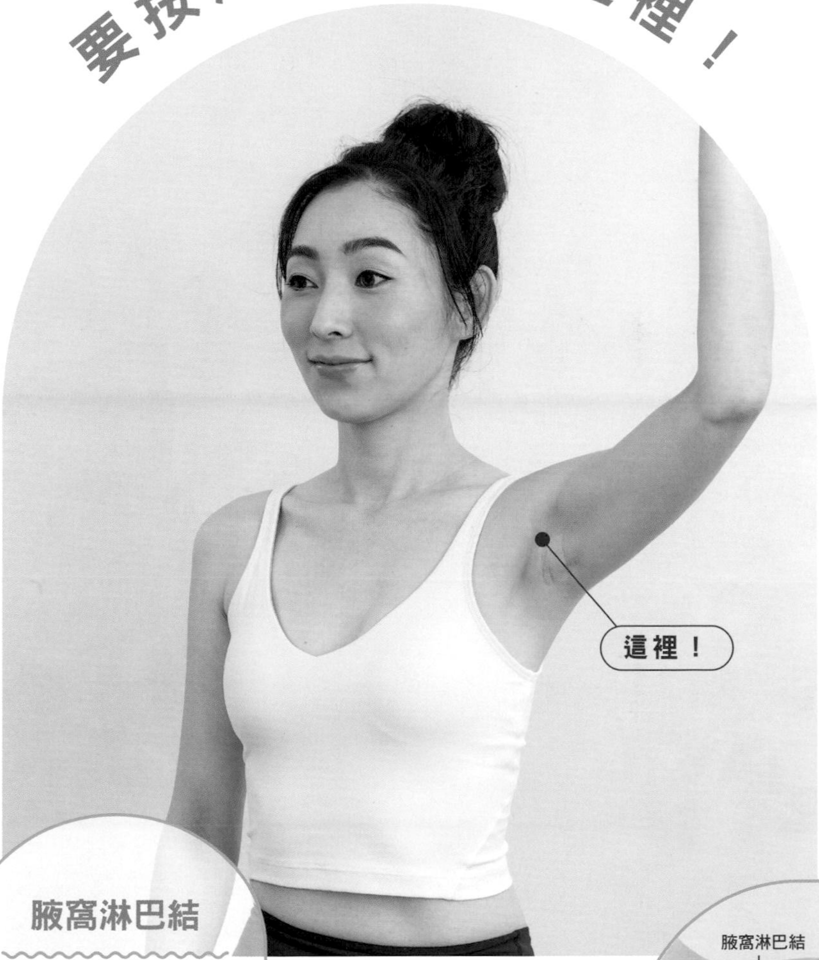

腋窩淋巴結

腋下是上半身淋巴液的匯流之處，也是容易囤積老舊廢物的部位。此外，也有許多連結肌肉，所以也會對手臂與肩膀的靈活度造成影響。

找出位置的方法

位於腋下凹陷處。以拇指按壓腋下，應該就會摸到這個凹陷處。

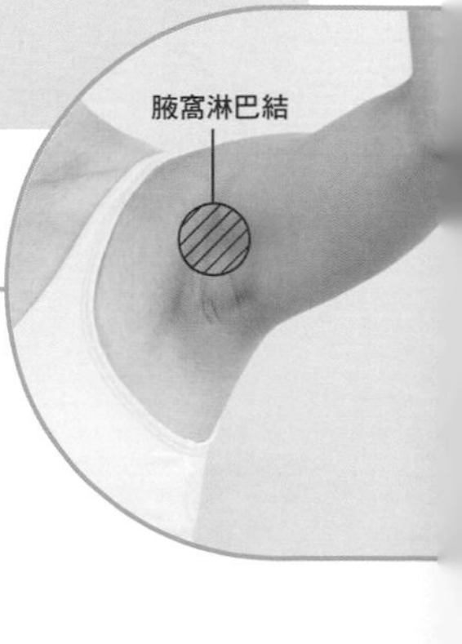

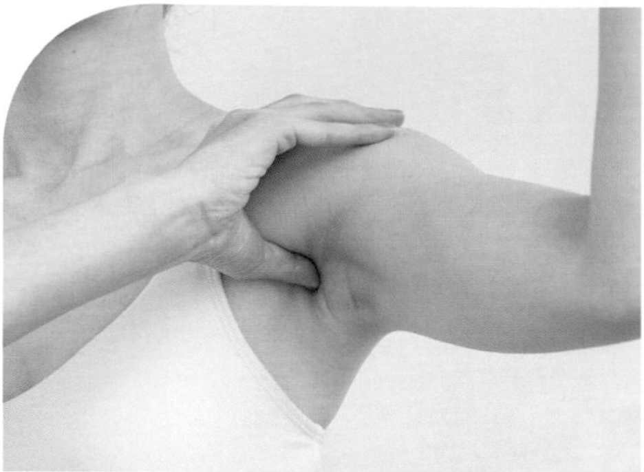

手勢與力道

將拇指之外的其餘四指靠在肩膀上，再以拇指指腹抵住腋下。這裡是很容易僵硬的部位，所以按壓時要以拇指按深一點。

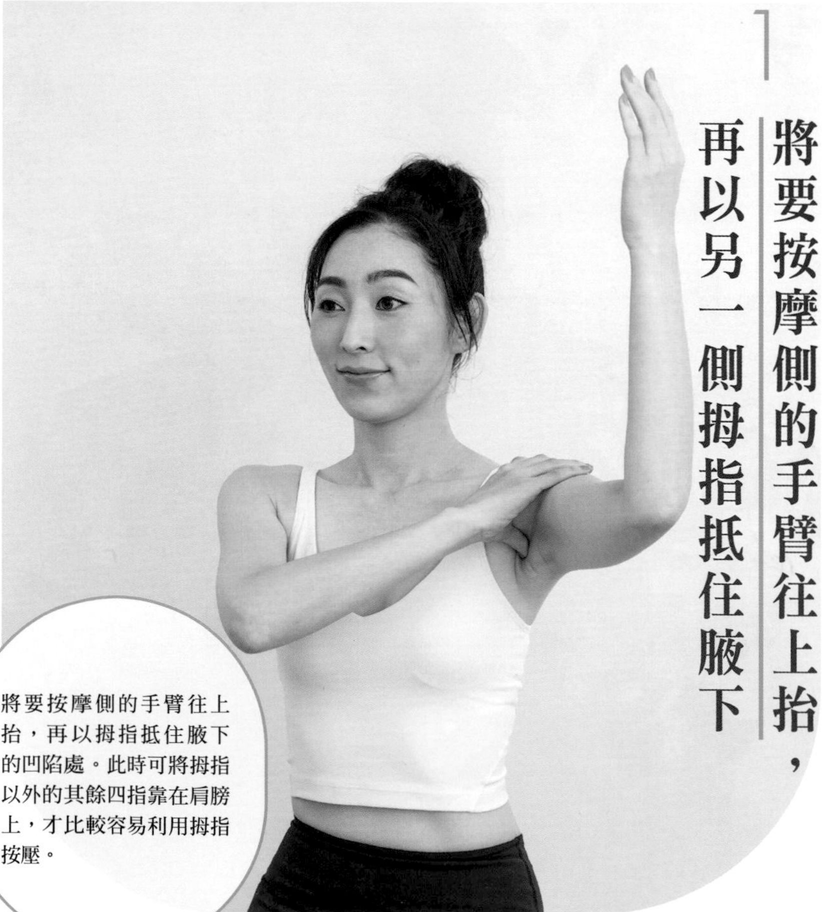

將要按摩側的手臂往上抬，再以另一側拇指抵住腋下

將要按摩側的手臂往上抬，再以拇指抵住腋下的凹陷處。此時可將拇指以外的其餘四指靠在肩膀上，才比較容易利用拇指按壓。

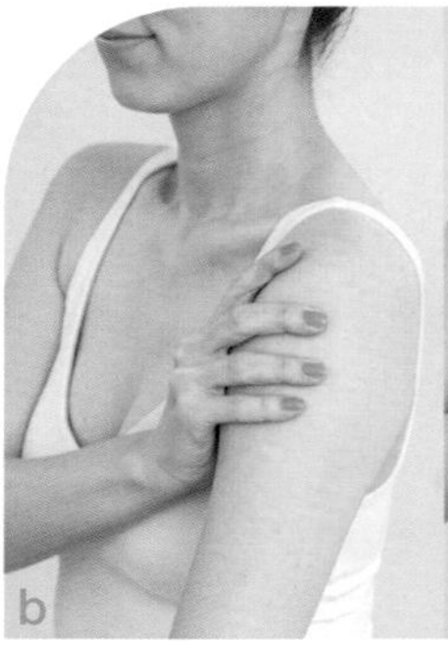

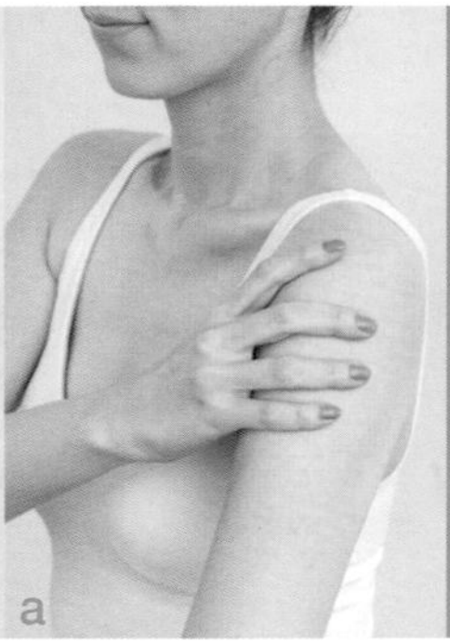

Point!

拇指往斜後方按壓比較容易按開這個部位（a）。此外，拇指之外的其餘四指若能以扭轉手臂般施力，拇指就能按得更深入（b）。

2 放下手臂，以拇指按壓5～10秒

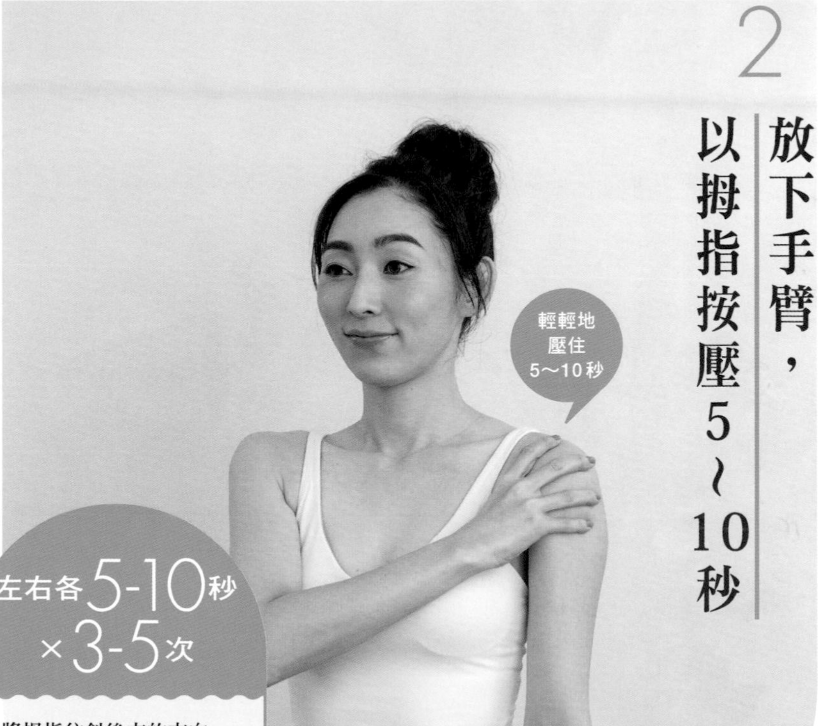

左右各5-10秒×3-5次

將拇指往斜後方的方向，垂直按住肌肉5～10秒。不需要讓拇指畫圓，只需要按住就能鬆開肌肉。

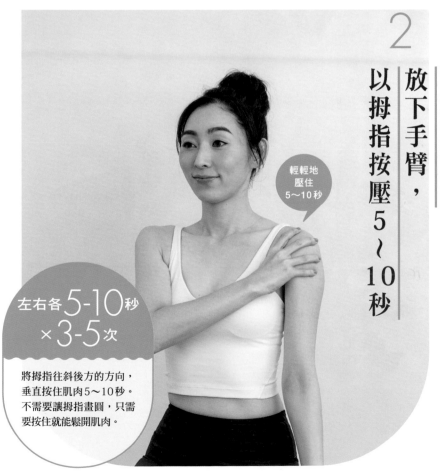

肩頸也是臉的一部分

光是肩頸的鎖骨微微浮起、肌膚有光澤，人就會變得更美麗一階。常言道「觀察脖子到胸口這一帶就能猜出年齡」，肩頸一帶也是能決定第一印象的部位。

不過，當肩頸一帶因為緊張而變得僵硬，血液、淋巴液與其他體液的循環就會變差，臉部就容易變得水腫，肌膚也可能失去光澤。當血液循環變差，氣色會跟著變差，肌膚也更不容易吃妝。一旦水腫，臉部線條也會變得模糊。

此外，肩頸是撐住頭部的基座，一旦這個部位變得緊繃而無法與骨骼連動，臉部的表情肌就會變得鬆弛，或是脖子會出現皺紋。由此可知，肩頸與臉部息息相關，肩頸也等於是臉的一部分。

臉部是最先被注意的部位，也是決定第一印象的部位，所以許多人都會細心保養臉部，也會化好妝再出門。有些人會在肌膚變得粗糙的時候調理肌膚，或是在水腫的時候按摩與按壓穴道。

肩頸與臉部一樣需要保養。不過，只保養臉部是無法讓臉部的線條變得更俐落的。建議大家把肩頸這個區塊視為臉的一部分，在保養臉部的時候，連同肩頸一併保養。

Chapter. 3

肩頸背面區塊按摩術

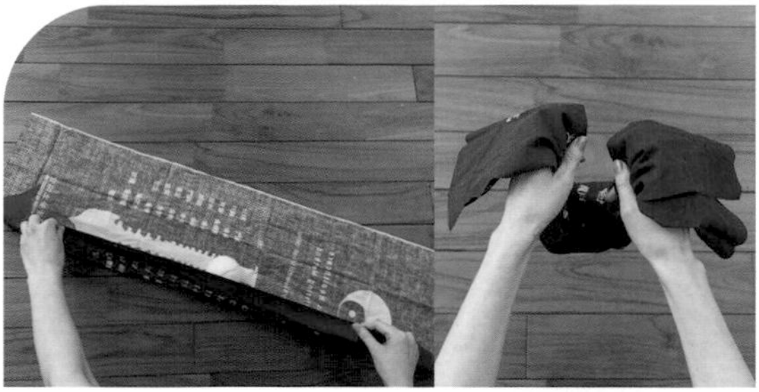

事前準備

由於這個穴道很難自己按壓，所以要借助網球的力量。將網球放在毛巾的正中央，再將毛巾兩端捲起來打個結就完成了。

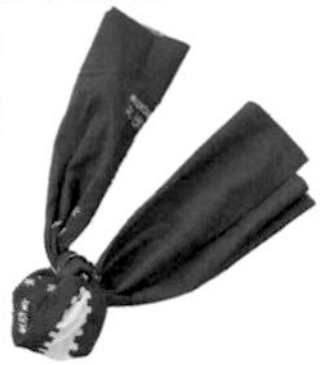

1

讓網球抵住膏肓穴，然後讓網球夾在背部與牆壁之間

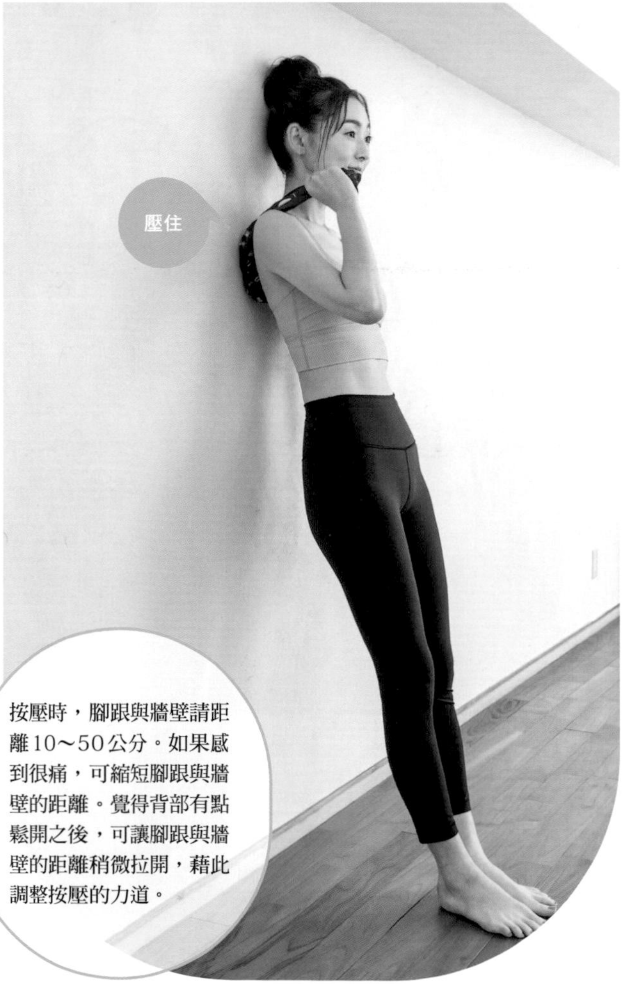

按壓時，腳跟與牆壁請距離10～50公分。如果感到很痛，可縮短腳跟與牆壁的距離。覺得背部有點鬆開之後，可讓腳跟與牆壁的距離稍微拉開，藉此調整按壓的力道。

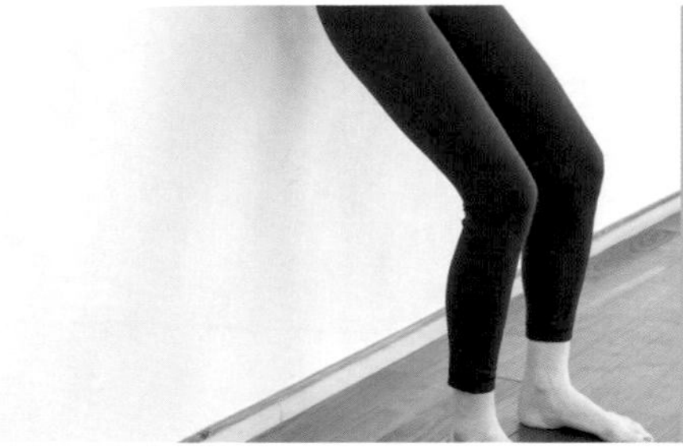

Point!

可利用腳跟的位置調整按壓的力道。腳跟離牆壁愈遠，按壓的力道就愈大。建議大家放鬆身體，讓體重壓在牆壁上。

2 讓網球上下左右移動，完整鬆開這個區塊

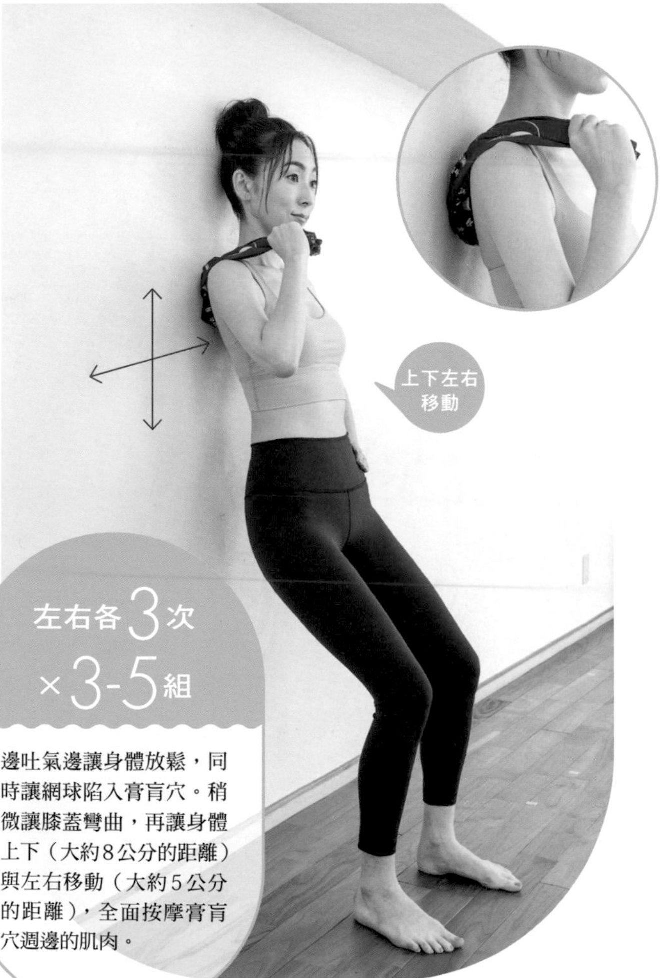

左右各3次
×3-5組

邊吐氣邊讓身體放鬆，同時讓網球陷入膏肓穴。稍微讓膝蓋彎曲，再讓身體上下（大約8公分的距離）與左右移動（大約5公分的距離），全面按摩膏肓穴週邊的肌肉。

肩胛骨正中央按摩術

位於肩胛骨正中央區塊的「天宗穴」能有效消除脖子、肩膀、背部的氣結，紓緩背部的重度疲倦。只要按壓，效果可說是立竿見影。

消除背部的緊繃、氣結與疲勞

肩胛骨有許多與脖子、肩膀與背部有關的肌肉，所以只要身體某處的肌肉因為身體姿勢不正確或是歪斜而僵硬，肩胛骨變得不靈活導致其他的肌肉跟著變硬，形成負面的循環。

一旦肌肉變僵硬，就會覺得肌肉很緊繃或是出現氣結，手臂也有可能變沉重。如果有這些問題，可試著按壓位於肩胛骨正中央凹陷處的「天宗穴」，或是鬆開天宗穴附近的肌肉，就能立刻得到改善。

相關的療效

- 緩解肩膀僵硬、疼痛
- 消除肩膀兩側高低差
- 解決脖子僵硬
- 解決落枕
- 紓緩手臂疲倦、僵硬
- 紓緩手指麻痺
- 調整身體歪斜

要按摩的位置在這裡！

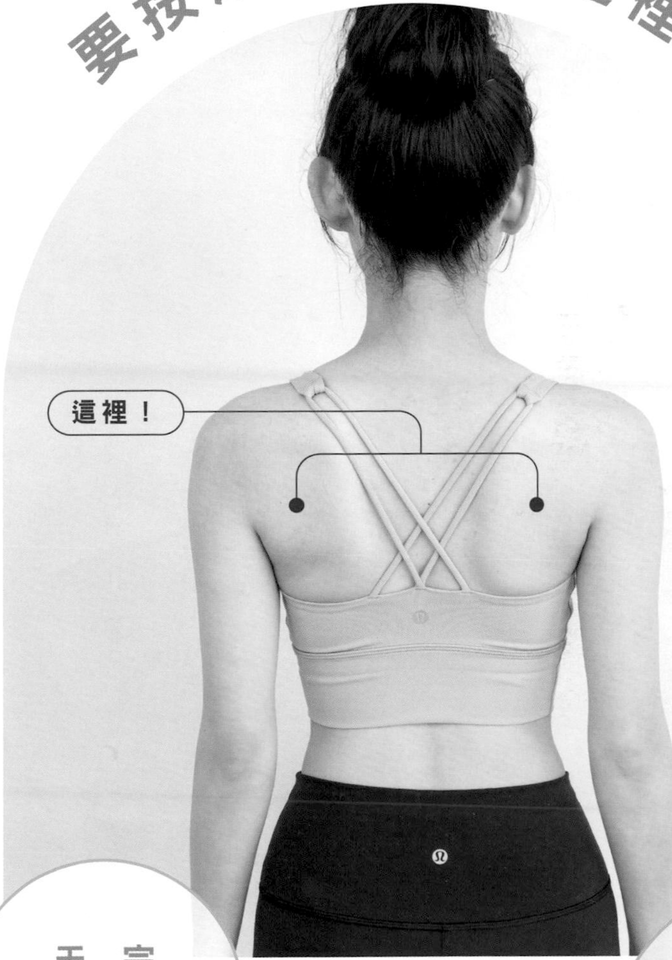

天宗

天宗穴是能鬆開背部肌肉的穴道，也能有效緩解背部緊繃、背部到手臂一帶的疲倦以及嚴重的肩膀僵硬。

找出位置的方法

從肩膀上方往下觸摸肩胛骨，會在肩胛棘旁邊摸到突出的骨頭。天宗穴在這塊骨頭下方的凹陷處，差不多就是肩胛骨的正中央區塊。若在按壓這裡的時候，覺得手臂像是被電到一樣，代表按對部位了。

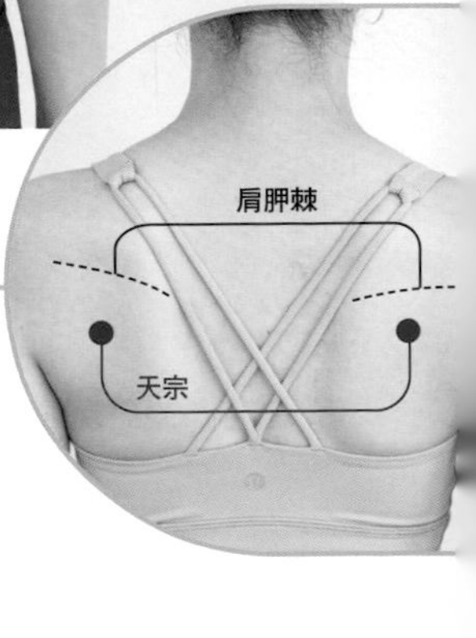

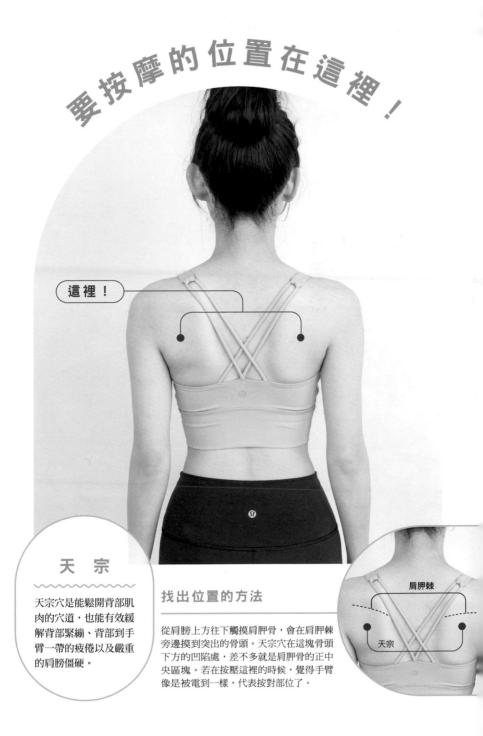

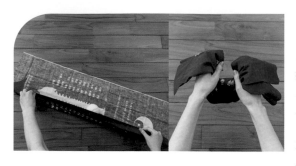

事前準備

由於這個穴道很難靠自己按壓，所以要借助網球的力量。將網球放在毛巾的正中央，再將毛巾兩端捲起來，然後打個結就完成了。

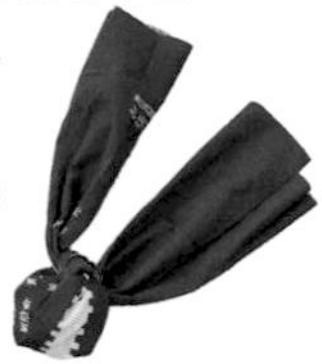

讓網球抵住天宗穴，然後讓網球夾在背部與牆壁之間

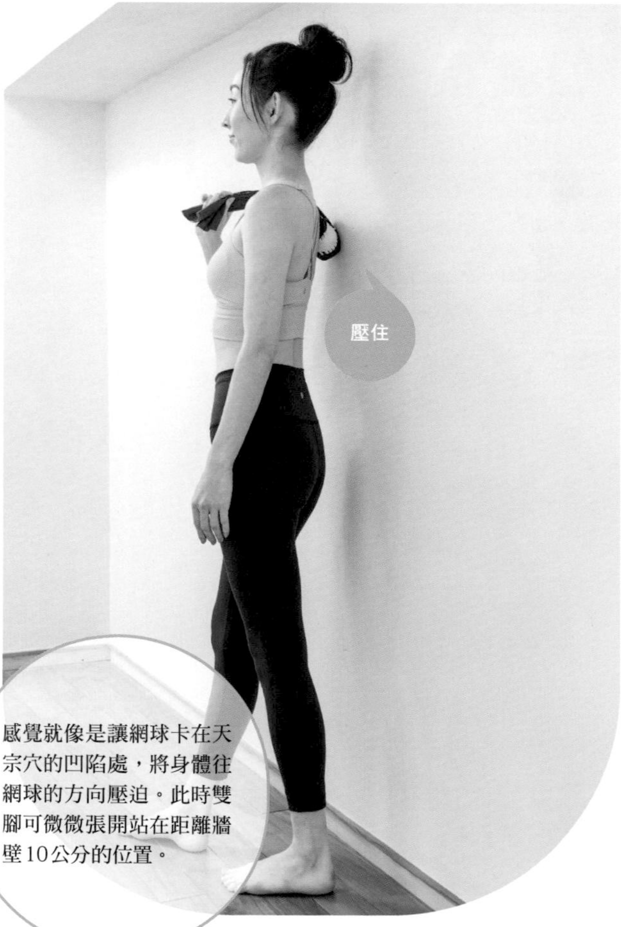

感覺就像是讓網球卡在天宗穴的凹陷處，將身體往網球的方向壓迫。此時雙腳可微微張開站在距離牆壁10公分的位置。

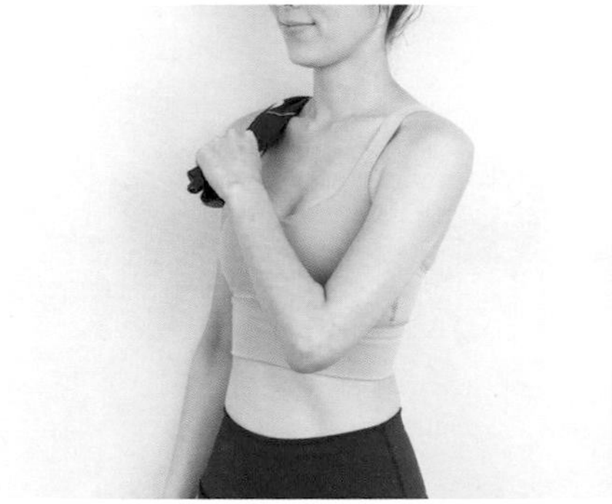

Point!

讓網球抵在天宗穴之後，用同一側或另一側的手抓住包著網球的毛巾都可以，效果都差不多，選擇方便出力的那隻手即可。

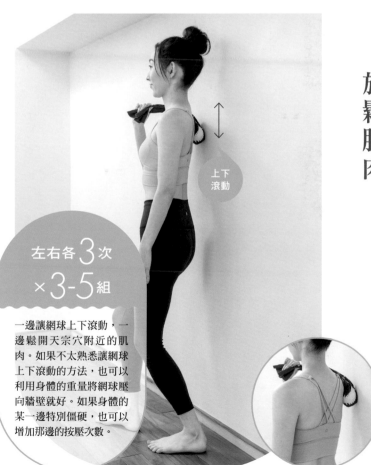

2 讓網球上下滾動，放鬆肌肉

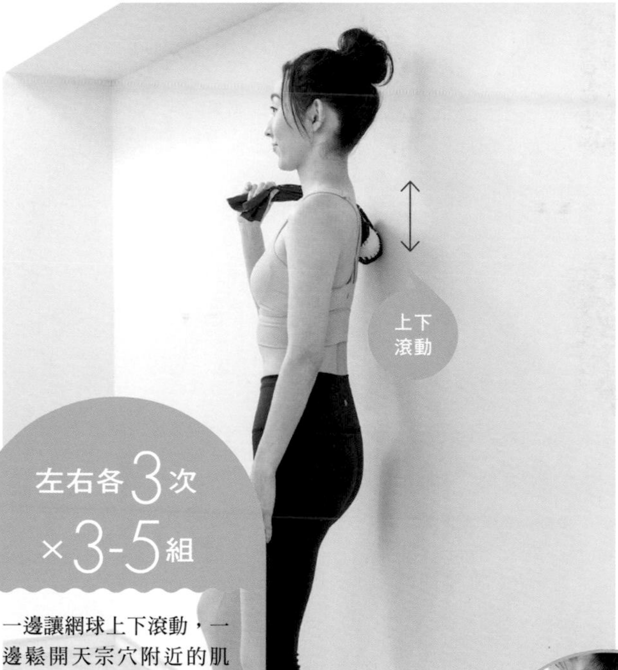

左右各3次×3-5組

一邊讓網球上下滾動，一邊鬆開天宗穴附近的肌肉。如果不太熟悉讓網球上下滾動的方法，也可以利用身體的重量將網球壓向牆壁就好。如果身體的某一邊特別僵硬，也可以增加那邊的按壓次數。

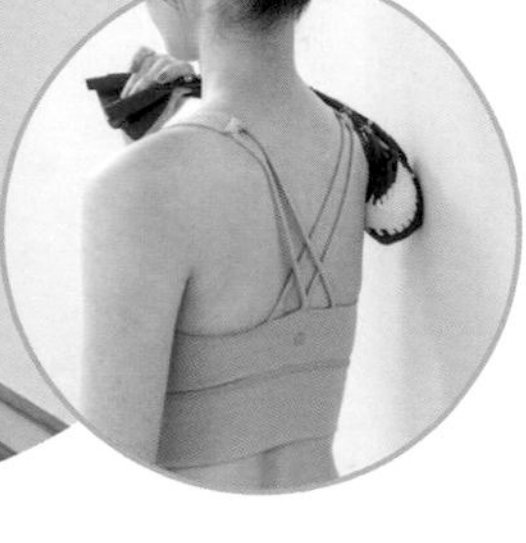

後腦杓下方按摩術

後腦杓有許多改善頭痛、疲勞與睡眠障礙的穴道與撐住頭部的肌肉與關節，這裡的血液循環也很容易變慢，問題會在這一帶的穴道反映出來。在此建議按摩三個穴道。

刺激後腦杓，紓緩脖子以上的不適症狀

這次要介紹的是位於脖子後方髮線的「天柱」與位於天柱外側的「風池」，還有位於風池外側、耳垂背面骨頭一帶的「安眠」。建議大家同時按壓這三個穴道。

若因長時間辦公感到頭很重、眼睛疲勞或是睡不好，請務必按壓這三個穴道。有時候會出現像是觸電般的疼痛，所以按壓力道不用太強。按壓這幾個穴道能讓臉部的血液循環變好並消除水腫。

相關的療效

- 消除慢性疲勞
- 消除眼睛疲勞
- 紓緩頭痛／頭昏
- 紓緩感冒初期症狀
- 消除臉部水腫
- 改善失眠

要按摩的位置在這裡！

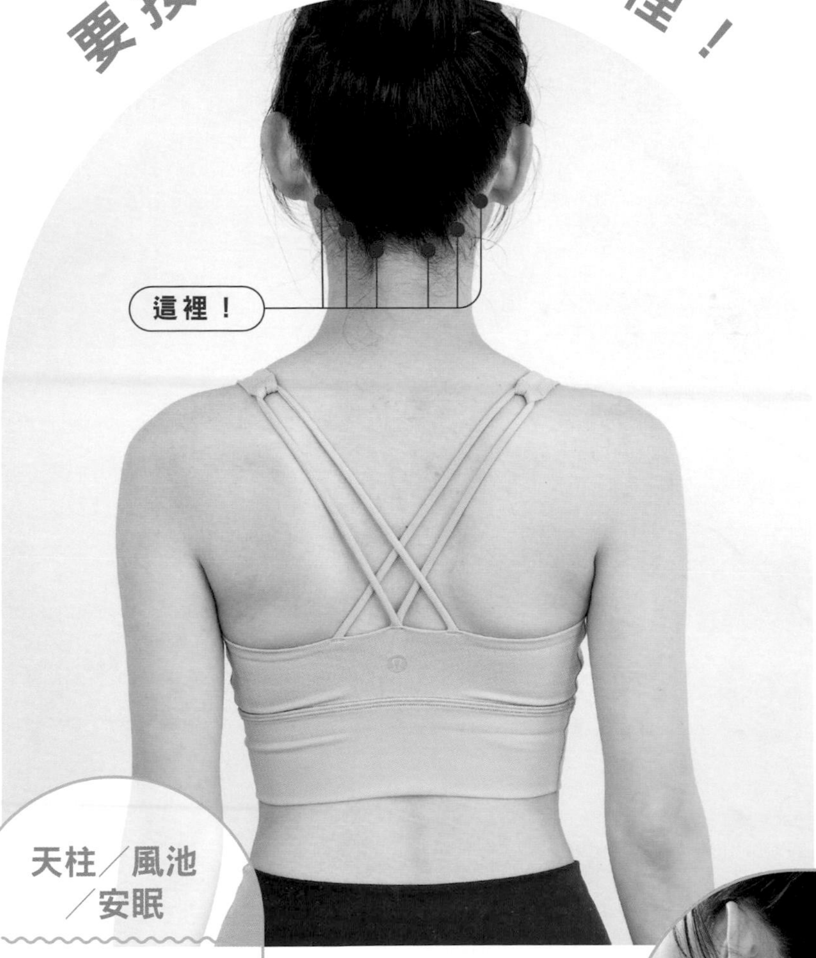

天柱／風池／安眠

天柱能改善頭部、耳朵、鼻子、眼睛與脖子以上的不適症狀。一般認為，風邪氣從風門（參考P.73）的說明入侵人體之後，便會留在風池。安眠穴能有效改善睡不好的問題。

找出位置的方法

天柱位於後腦杓髮線兩條大肌肉的兩側，風池則位於天柱兩側，距離後腦杓中央凹陷處兩指幅的凹陷處。安眠位於風池的外側，也就是耳朵後方骨頭突出之處的下方。

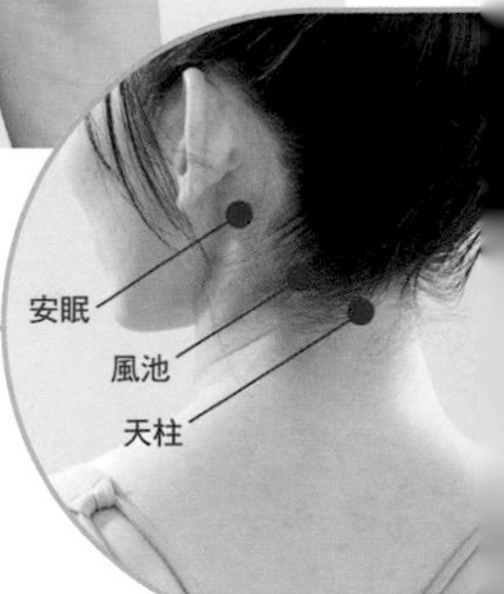

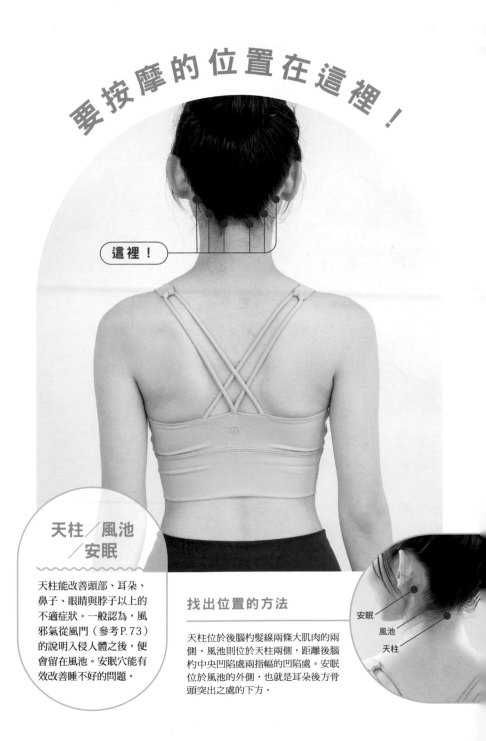

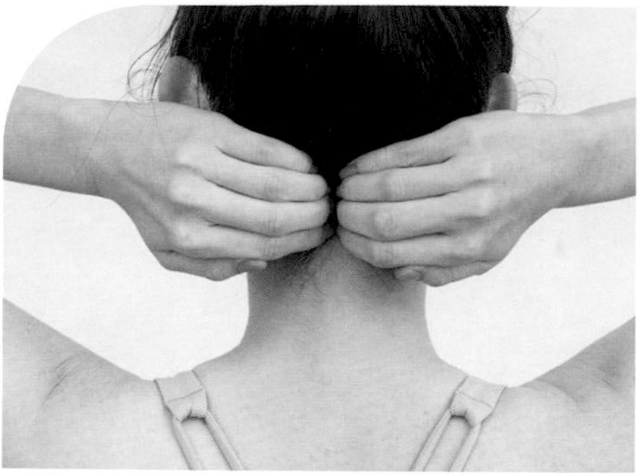

手勢與力道

將左右手的食指～無名指的指尖彎曲併攏形成一個M字，再以這個手勢垂直按壓後腦杓下方。按壓的力道維持在頭部覺得有點麻麻痛痛的程度即可。

仰臥並將指尖抵住天柱穴，再開始按壓

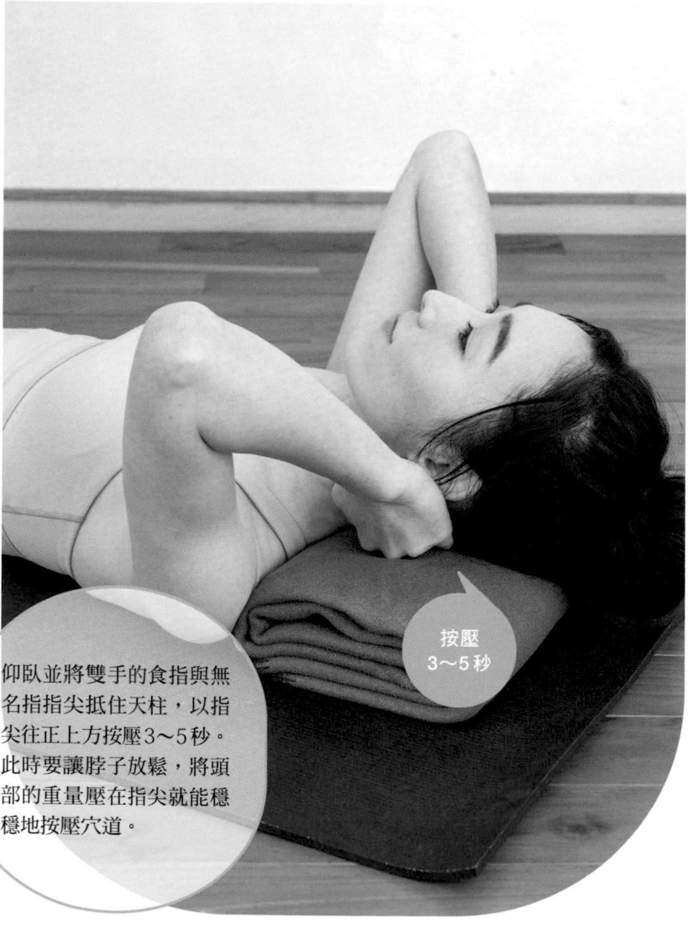

仰臥並將雙手的食指與無名指指尖抵住天柱，以指尖往正上方按壓3～5秒。此時要讓脖子放鬆，將頭部的重量壓在指尖就能穩穩地按壓穴道。

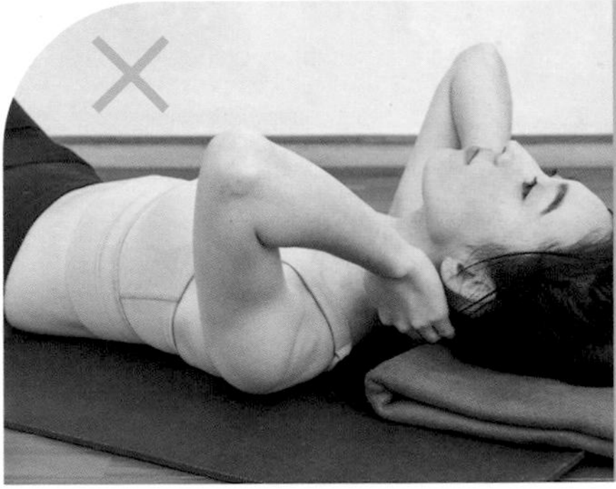

Point!

從後腦杓下方往臉部的方向按壓，很容易會變成下巴往上抬的姿勢，如此一來，就無法穩穩地按壓穴道。

2 將頭部往旁邊傾倒，將手指往外移動，再以1的方式按壓

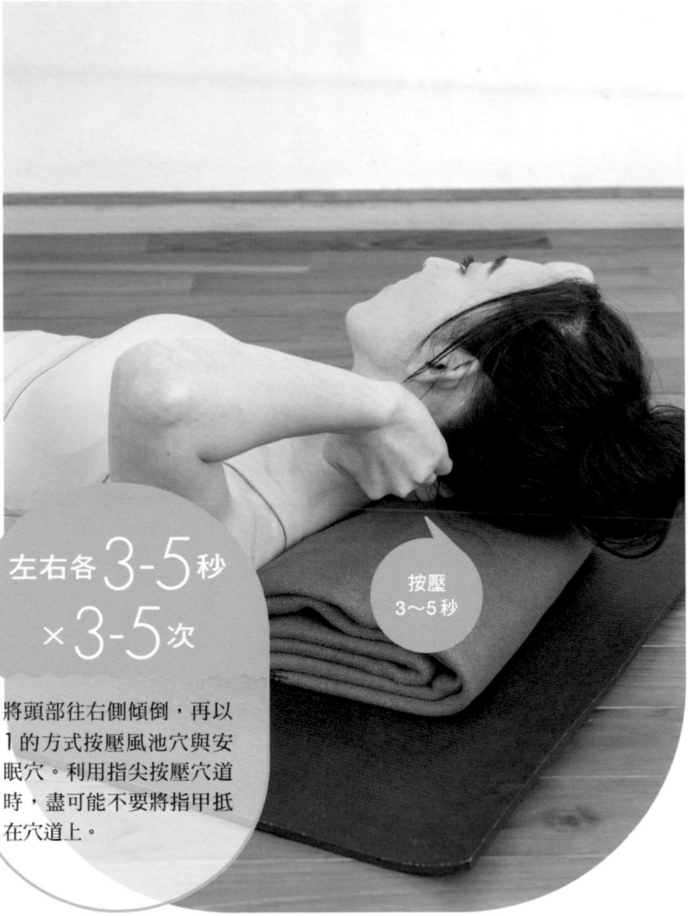

左右各3-5秒×3-5次

將頭部往右側傾倒，再以1的方式按壓風池穴與安眠穴。利用指尖按壓穴道時，盡可能不要將指甲抵在穴道上。

Column. 2

位於肩頸背面區塊的「膏肓穴」是不適症狀的溫床

之前介紹肩頸背面區塊按摩術的時候，曾提到位於肩胛骨內側的「膏肓穴」。這是特別容易出現慢性不適症狀的部位，只要肩膀變得僵硬、背部變得緊繃，或是暴食暴食、長期承受壓力，都會反映在膏肓穴。

「膏」指的是心臟下方，「肓」則是橫膈膜上方的意思，所以膏肓穴就是位於心臟與橫膈膜之間的穴道。心臟的旁邊是肺部，下方則有肝臟與胃，而這些臟器都由膜連接。換言之，膏肓穴是內臟密集之處，也是非常重要的部位。

刺激膏肓穴可提升心肺功能促進血液循環，使氧氣與營養能快速送到全身而消除疲勞、讓細胞快速新陳代謝，也能讓肌膚變得更有光澤與彈性。

此外，當橫膈膜能夠正常運作後呼吸就會跟著變深。如此一來，就等於替那些以膜連接的內臟按摩，也就能提升內臟的功能，進而促進血液與淋巴液這些體液的循環，手腳冰冷、水腫這類症狀也將迎刃而解。由此可知，膏肓穴是能改善身體各種不適症狀的萬能穴道。

「病入膏肓」這句成語通常用來形容「病情嚴重，已無計可施」的狀態，為了維持身體健康與預防疾病，建議平常就多按壓膏肓穴。

Chapter. 4

立刻有效果！依照各種不適症狀分類的按摩術

了解現在的身體狀況

在特定時節，身體特別容易出狀況。比方說，季節轉換的時候、生理期前後、更年期或是忙得身心俱疲的時候，但這些身體不適的狀況都只是一種感覺，所以很難量化。而且就算硬撐過去，之後該還的債還是得還，身體總有垮掉的一天。為了避免自己陷入這種惡性循環，平日就得多了解自己的身體。

比方說，發現肩頸一帶變得比平常僵硬時就可以保養一下。可惜很多人通常都不太重視這個問題，只是覺得「最近壓力好像比較大」或是「我的抗壓性很強，沒問題」，如此一來，身體的狀況就會愈來愈糟，直到發現身體真的不對勁了就會變得很痛苦。

建議大家多檢視自己的身體、了解身體的狀況，並且及時保養身體，體驗身體不適症狀緩解的效果。

一旦肩膀僵硬成為常態，有些人會因此頭痛與想吐。如果能於平日就好好保養身體，就不至於會出現這類身體不適症狀，而且還能累積成功保養身體的體驗。一旦在解決肩膀僵硬的問題上成功，就會養成平日保養身體的習慣。持續保養身體，就能打造不容易出毛病的體質，就算真的出現不舒服的症狀，也沒兩下就會痊癒的。

要想了解自己的身體狀況有四種方法：第一種是**平日多觸摸自己的身體**。摸摸看有沒有哪裡太僵硬或是一摸就很痛的位置。第二種是**觀察自己的身體**。看看肩膀、骨盆或是法令紋的左右高度是否對稱。第三種是**檢視身體狀況**。看看肩膀、脖子、背部是否僵硬，有沒有氣結、腸胃的狀況是否正常、會不會覺得很疲倦。第四種，也是最後一種，就是**重新檢視自己的生活習慣**。要改善長期養成的生活習慣不是件容易的事。但是，若發現某些生活習慣造成身體不適，就要及時催促自己改掉這類壞習慣。如此一來，身體的狀況通常就能改善。

從下一頁開始，將為大家介紹這四種「檢視身體的方法」。讓我們先從了解自己的身體開始吧。

觸摸身體

若是平日沒有觸摸身體的習慣，就無法了解按摩身體之後的差異。建議大家平常摸摸看自己的身體，看看有沒有哪裡特別緊繃、不容易按摩，或是哪裡一摸就痛。

□ **鎖骨下方脹脹痛痛的，**
而且左右兩邊不對稱。

▶ **P.104 圓肩** ▶ **P.132 胸部鬆垮** ▶ **P.134 左右肩膀不對稱**

□ **鎖骨上方脹脹痛痛的，而且左右兩邊不對稱。**

▶ **P.108 手腳冰冷** ▶ **P.126 臉部水腫** ▶ **P.128 氣色不佳**

□ **季肋部的某一邊脹脹痛痛的，**
而且左右兩邊不對稱。

▶ **P.102 背部緊繃** ▶ **P.116 失眠** ▶ **P.118 心情不穩定**

□ **肩膀一捏就痛或是硬得難以按摩。**

▶ **P.100 肩膀僵硬** ▶ **P.133 肩膀的動作** ▶ **P.134 肩膀不對稱**

□ **脖子一捏就痛或是硬得難以按摩。**

▶ **P.106 脖子僵硬** ▶ **P.124 臉部不對稱** ▶ **P.126 臉部水腫**

□ **不管是按壓左手還右手的**
「合谷穴」，都感到疼痛。

▶ **P.102 背部緊繃** ▶ **P.117 慢性疲勞** ▶ **P.118 心情不穩定**

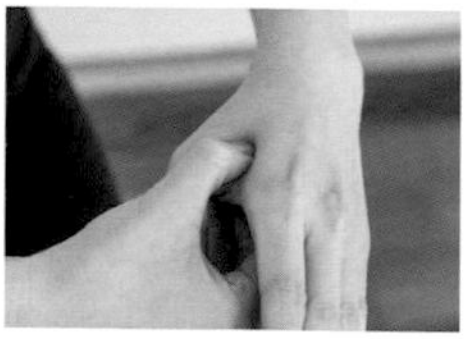

位於拇指與食指的手背交會處的「合谷穴」被譽為萬能穴道，可緩解頭痛、肩頸痠痛及腸胃不適，與牙齒、鼻子、眼睛的疼痛。可利用另一隻手的拇指指腹按壓。

□ **不管是按壓位於左腳或右腳的「太衝穴」，**
都覺得很痛。

▶ **P.117 慢性疲勞** ▶ **P.118 心情不穩定**

位於拇趾與食趾的腳背交會處後方的「太衝穴」是與肝臟息息相關的穴道。能有效緩解宿醉、手腳冰冷、泡澡泡太久的頭暈、生理不順與壓力。可利用拇指與食指揉捏。

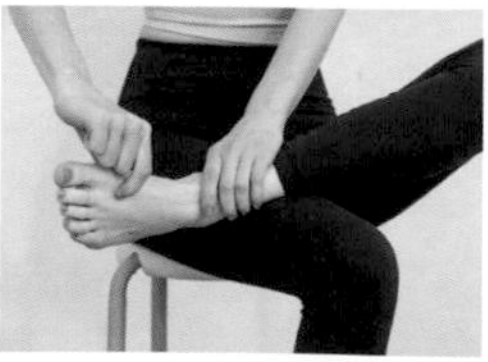

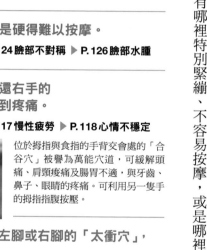

□ 不管是按壓位於左手或右手的「郄（ㄒㄧˋ）門穴」都覺得緊繃或是疼痛。

▶ P.110 喉嚨卡卡 ▶ P.115 食慾低落 ▶ P.118 心情不穩定 ▶ P.128 氣色不佳

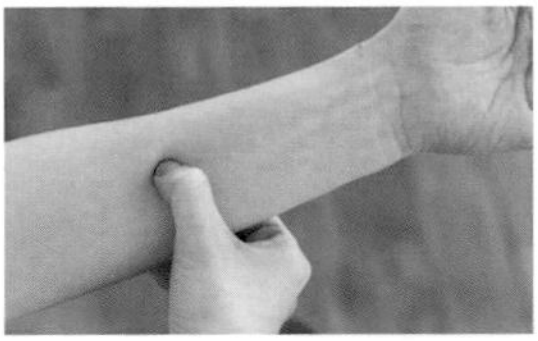

「郄門穴」位於手腕內側皺褶處四指幅＋兩隻拇指距離的位置，也就是位於手腕與手肘中心點的穴道。這個穴道可調理腸胃、撫平興奮與煩燥的心情。

□ 按壓左右兩側的臉頰或是側頭部，都覺得緊繃或疼痛。

▶ P.122 臉部鬆垮 ▶ P.124 臉部不對稱

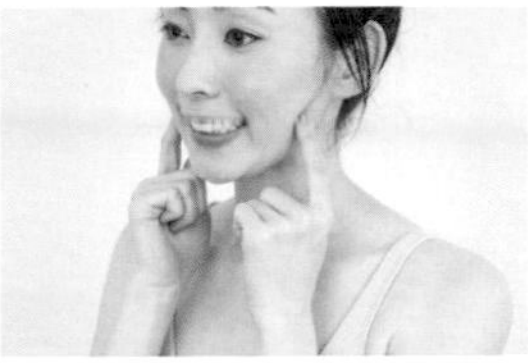

可利用食指或是食指～無名指的指腹確認臉頰，按壓咬緊牙關會往外突的顴骨下方。

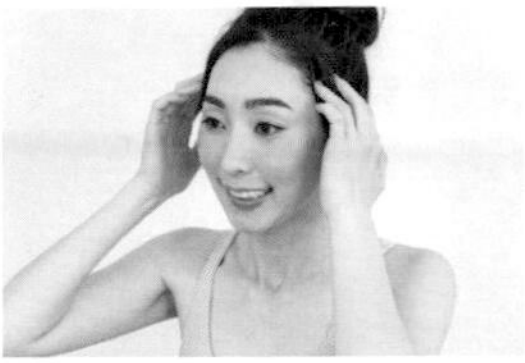

可利用食指～無名指的指腹確認側頭部，按壓顳（ㄋㄧㄝˋ）顬（ㄖㄨˊ）偏後的位置。

□ 捏住左側或右側的胸大肌之後感到疼痛。

▶ P.104 圓肩 ▶ P.130 掰掰袖鬆垮 ▶ P.132 胸部鬆垮

若包覆胸腔的胸大肌疼痛不適，嘴角與脖子、胸部的肌肉就會變得鬆垮。還會出現肩頸僵硬、手臂疲倦這類症狀。

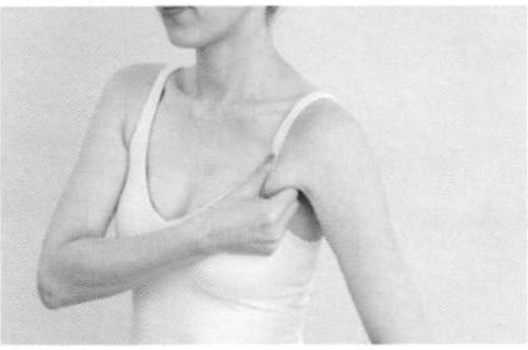

檢查結果

勾選了五個以上的症狀

此時有可能會出現身心緊繃、呼吸過淺的症狀，也有可能籠罩著極大壓力。雖然來自人際關係的壓力很容易察覺，但是來自氣溫變化、聲音、氣味的壓力卻緊張而不自覺。如果按摩後發現某些部位特別疼痛，代表承受了不少壓力，此時不妨慢慢地按摩讓這些部位放鬆下來。此外，身體左右不對稱的問題往往與姿勢不良有關，因此只要放鬆緊繃的肌肉，就能讓身體恢復平衡。

勾選了五個以下的症狀

就算症狀不多，對難耐的不適也要積極解決！用溫柔的按摩使疼痛不適的部位放鬆下來。一旦積勞成疾，這些部位都會立刻出現反應，所以平日就要多觸摸檢查這些部位的狀況。

觀察身體

僅是觀察身體的左右兩側是否平衡、姿勢是否正確，就能確認自己的身體狀況。一旦身體的左右兩側不對稱，就代表有一側承受了更多壓力，也更容易感到疼痛或是出現氣結。

- ☐ **左右肩膀的高度不對稱。**

▶ P.100 肩膀僵硬 ▶ P.113 雙手痠麻 ▶ P.134 左右肩膀不對稱

- ☐ **下巴往前推。**

▶ P.100 肩膀僵硬 ▶ P.106 脖子僵硬 ▶ P.124 臉部不對稱

- ☐ **從側邊看，頭部比肩膀還前面。**

▶ P.100 肩膀僵硬 ▶ P.105 烏龜頸 ▶ P.106 脖子僵硬

- ☐ **抬頭時後頸感到僵硬不順。**

▶ P.105 烏龜頸 ▶ P.122 臉部鬆垮 ▶ P.128 氣色不佳

- ☐ **脖子往左右兩邊傾倒的角度不一致。**

▶ P.106 脖子僵硬 ▶ P.113 雙手痠麻 ▶ P.128 氣色不佳

- ☐ **臉部朝左右兩邊旋轉的程度不一致。**

▶ P.106 脖子僵硬 ▶ P.124 臉部不對稱 ▶ P.128 氣色不佳

- ☐ **鎖骨左右高度不對稱。**

▶ P.104 圓肩 ▶ P.133 肩膀的動作 ▶ P.134 左右肩膀不對稱

- ☐ **單邊的肩膀特別突出或內縮（圓肩）。**

▶ P.104 圓肩 ▶ P.113 雙手痠麻 ▶ P.133 肩膀的動作

- ☐ **雙手自然垂放時，左右兩手的指尖的高度不一致。**

▶ P.104 圓肩 ▶ P.134 左右肩膀不對稱

- ☐ **聳動左右肩膀時，某一邊的肩膀動作困難。**

▶ P.104 圓肩 ▶ P.134 左右肩膀不對稱

檢查結果

勾選了五個以上的症狀

平時肩頸一帶就很僵硬，手臂也變得不太靈活，肩頸、背部也很緊繃，呼吸不順、姿勢不正，以及長期感到疲勞。肩頸一帶包含鎖骨、肋骨、肩胛骨、肩關節這些與上半身運動有關的骨骼以及肌肉，一旦這個區塊變得僵硬，肩膀、肩胛骨、肋骨就會變得不靈活，身體也容易出現各種毛病。

勾選了五個以下的症狀

如果在照鏡子的時候注意到身體有些不對稱的部位，平常就要多留意自己的姿勢。左右不對稱代表過度使用某一側的肌肉，以及另一側的肌肉過於放鬆，此時會出現某邊的肌肉特別僵硬，骨骼無法正常活動的問題。建議大家盡可能讓身體的左右兩側保持平衡。

確認肩頸之外的部位有無左右不對稱的問題

- ☐ **鞋底出現左右摩損程度不一致的現象。**
- ☐ **裙子總是往行進方向擺動。**
- ☐ **下雨時，只有單邊的衣擺淋濕。**
- ☐ **肚臍的位置偏左或偏右。**

如果有上述的問題，代表骨盆可能歪斜。骨盆若是往左或往右歪斜，骨盆內部的血液循環就會變得不順暢，如此一來就有可能出現腳部水腫或是疲勞的問題。此時不妨透過按摩穴道（參考第137頁～），改善骨盆內部的血液循環。

確認身體狀況

一旦肩頸長期僵硬，有時甚至無法察覺。建議大家經常檢查這些部位是否太過僵硬。

☐ 有肩膀僵硬的問題。

▶P.100肩膀僵硬
▶P.102背部緊繃
▶P.104圓肩
▶P.106脖子僵硬
▶P.114頭痛

☐ 有脖子僵硬的問題。

▶P.100肩膀僵硬
▶P.102背部緊繃
▶P.104圓肩
▶P.106脖子僵硬

☐ 常常頭痛。

▶P.100肩膀僵硬
▶P.102背部緊繃
▶P.104圓肩
▶P.106脖子僵硬
▶P.114頭痛

☐ 有胃部不適的問題。

▶P.115食慾低落
▶P.116失眠
▶P.118心情不穩定

☐ 沒有食慾。

▶P.115食慾低落

☐ 常常感到有壓力或憂鬱。

▶P.116失眠
▶P.117慢性疲勞
▶P.118心情不穩定

□ 感到喘不過氣。

▶ P.110 喉嚨卡卡
▶ P.118 心情不穩定

□ 一站到一群人面前就莫名緊張，
連話都說不好。

▶ P.118 心情不穩定
▶ P.120 容易社交恐懼

□ 感到喉嚨卡卡的。

▶ P.110 喉嚨卡卡
▶ P.112 咳嗽

□ 感到睡眠品質不佳。

▶ P.116 失眠
▶ P.117 慢性疲勞
▶ P.118 心情不穩定

□ 睡醒常常落枕。

▶ P.106 脖子僵硬

□ 覺得掰掰袖或是背部鬆垮。

▶ P.104 圓肩
▶ P.130 掰掰袖鬆垮
▶ P.133 肩膀的動作
▶ P.134 左右肩膀不對稱

檢視生活習慣

每天的習慣或是一些小動作都影響著我們的體態。比方說，打字時不自覺駝背，肩膀與背部就會變得僵硬。而不矯正姿勢就無法改善這些問題。讓我們先檢視這些造成身體不適的生活習慣吧。

- [ ] 包包總是背在同一側。

▶ P.100 肩膀僵硬
▶ P.102 背部緊繃
▶ P.104 圓肩
▶ P.133 肩膀的動作
▶ P.134 左右肩膀不對稱

- [ ] 常常用手撐著臉頰。

▶ P.122 臉部鬆垮
▶ P.124 臉部不對稱
▶ P.126 臉部水腫
▶ P.128 氣色不佳

- [ ] 總是感到莫名壓力。

▶ P.100 肩膀僵硬
▶ P.102 背部緊繃
▶ P.106 脖子僵硬
▶ P.109 頭昏耳鳴
▶ P.116 失眠
▶ P.117 慢性疲勞
▶ P.118 心情不穩定

- [ ] 轉動脖子時，覺得不太順。

▶ P.106 脖子僵硬

- [ ] 睡眠時間不足。

▶ P.114 頭痛
▶ P.116 失眠
▶ P.117 慢性疲勞
▶ P.118 心情不穩定

☐ 發現呼吸偶爾會停止或是太淺。

▶ P.100 肩膀僵硬
▶ P.102 背部緊繃
▶ P.104 圓肩
▶ P.106 脖子僵硬
▶ P.116 失眠
▶ P.117 慢性疲勞
▶ P.118 心情不穩定

☐ 肩膀總是很用力，很難放鬆。

▶ P.100 肩膀僵硬
▶ P.102 背部緊繃
▶ P.104 圓肩
▶ P.106 脖子僵硬
▶ P.114 頭痛

☐ 幾乎沒有運動的習慣。

▶ P.130 掰掰袖鬆垮
▶ P.132 胸部鬆垮
▶ P.133 肩膀的動作

☐ 長時間使用電腦工作。

▶ P.100 肩膀僵硬
▶ P.102 背部緊繃
▶ P.104 圓肩
▶ P.106 脖子僵硬
▶ P.108 手腳冰冷
▶ P.114 頭痛

☐ 發現自己有駝背的問題。

▶ P.100 肩膀僵硬
▶ P.102 背部緊繃
▶ P.104 圓肩
▶ P.106 脖子僵硬
▶ P.108 手腳冰冷
▶ P.117 慢性疲勞
▶ P.128 氣色不佳
▶ P.132 胸部鬆垮

肩膀僵硬

雖然慢性不適的症狀各異，但肩膀僵硬卻大多共有。一旦持續惡化，有時甚至會引發頭痛。如果只是「肩膀比平常沉重一點」，可以透過本書介紹的按摩術自行保養。

1 肩膀按摩術

細節請翻至62頁

左右各3秒×3-5次

1 先躺下來，用另一側的手捏住斜方肌

用右手捏住左肩的肌肉與斜方肌，同時將左手掌心朝上不要圓肩。

2 捏住斜方肌3秒再快速鬆開

將右手的拇指靠著左側的鎖骨持續捏住斜方肌3秒，再快速鬆開。

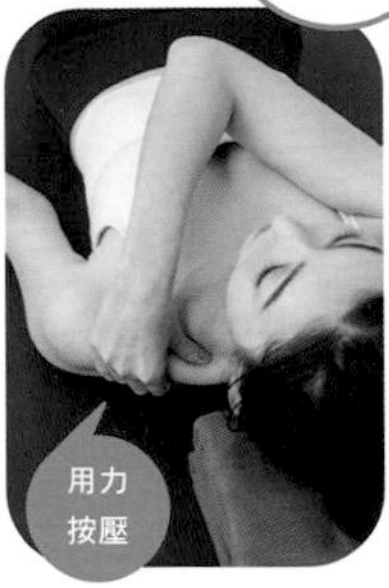

2 肩胛骨內側按摩術

細節請翻至76頁

左右各3次×3-5組

1 以網球抵住背部的膏肓穴，並靠牆挾住

將網球抵在背部肩胛骨內側的膏肓穴，並靠牆挾住網球按摩。腳掌可距離牆壁10～50公分。如果感到疼痛，腳掌可往牆壁靠近。

2 讓網球上下左右滾動

一邊吐氣，一邊讓網球陷入膏肓穴附近的肌肉，然後將膝蓋微微打彎，再上下滾動網球（約8公分的距離），或是左右滾動網球（約5公分的距離）以按摩膏肓穴附近的肌肉。

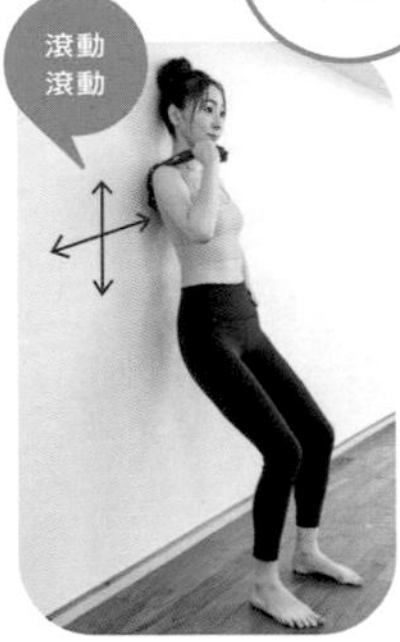

3 肩胛骨正中央按摩術

細節請翻至80頁

左右各3次×3-5組

1 以網球抵住背部的天宗穴，並靠牆挾住

將網球挾在背部中央的天宗穴與牆壁之間後，將身體往網球的方向用力壓。雙腳站在距離牆壁約10公分的位置，可微微張開。

2 讓網球上下滾動，鬆開肌肉

讓網球一邊上下滾動，一邊鬆開天宗穴附近的肌肉。也可以僅將網球抵著天宗穴而不滾動。

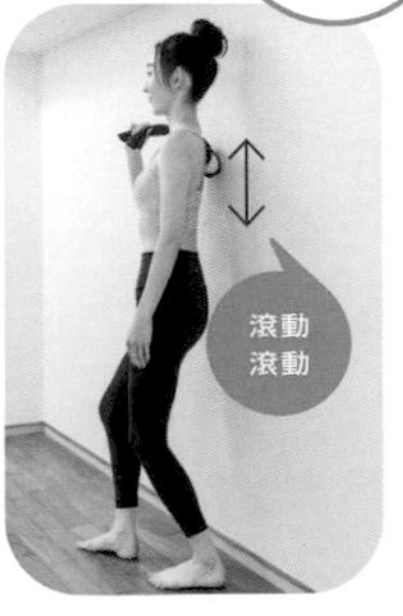

4 肩胛骨走路

左右各5次
×
2-3組

肩胛骨有許多活動肩膀或脖子的肌肉，所以透過活動肩胛骨按摩肌肉、促進血液循環，就能有效緩解肩膀僵硬的症狀。

其他的療效

- 改善鬆垮的掰掰袖
- 調整姿勢

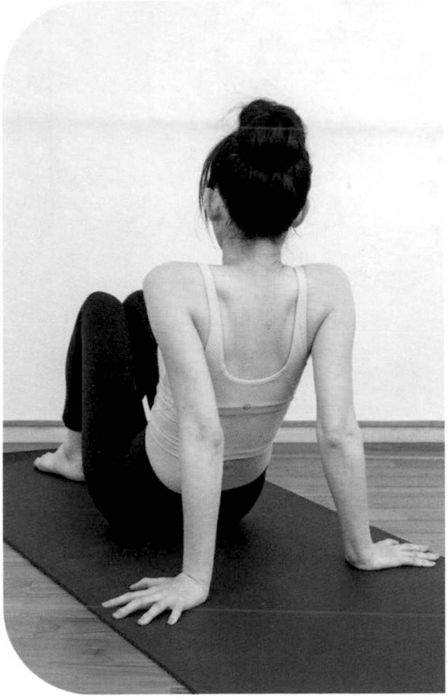

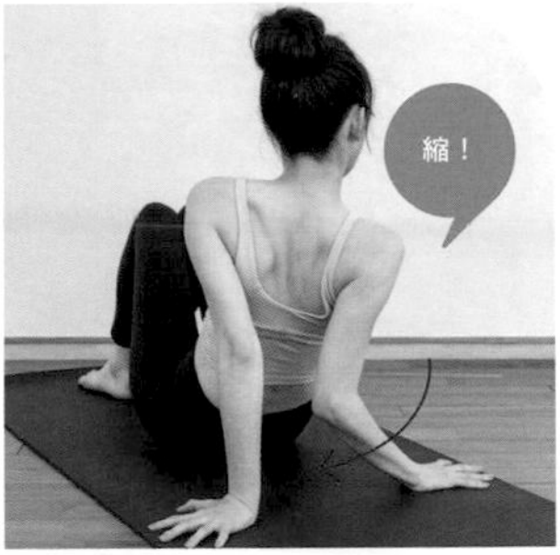

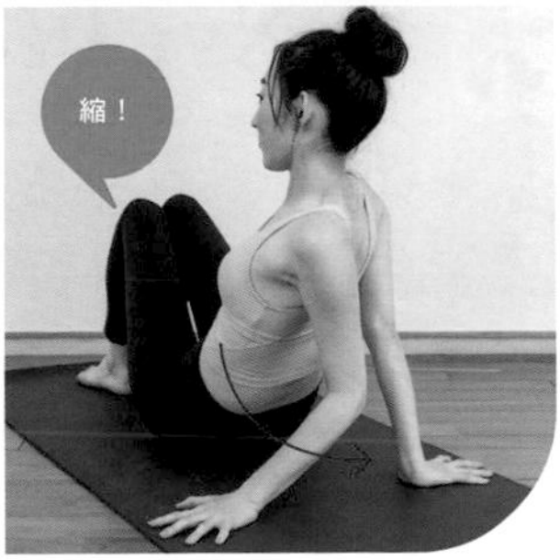

1 席地而坐，雙手往後撐

雙腳伸直席地而坐，再微微彎起膝蓋。雙手略寬於肩膀撐在屁股後朝外撐成八字型。記得讓手指完全張開，姿勢才會穩定。

2 將手肘輪流往內擠壓

扭轉上半身，左右兩側的手交叉輪流往內擠壓活動肩胛骨。

Point! 記得不要聳肩，否則會只有肩膀活動，沒活動到肩胛骨。手肘也不要完全打直。

背部緊繃

我們難以靠自己按摩到背部，但若脊椎因為運動不足、久坐、駝背而變得不靈活，背部就會變緊繃。因此，讓我們一起來鬆開脊椎附近的肌肉吧。

1 肩胛骨內側按摩術

細節請翻至76頁

左右各3次 ×3-5組

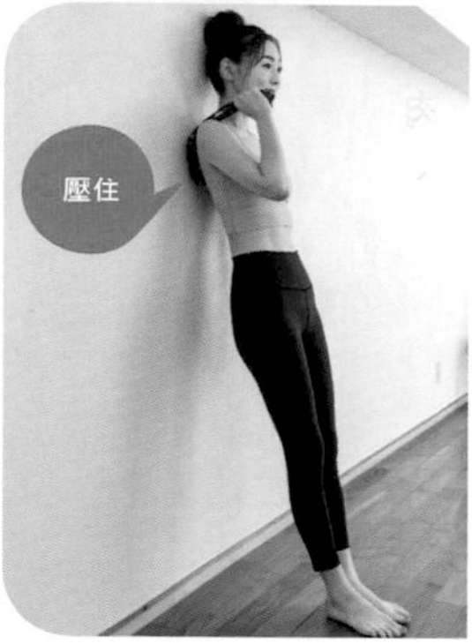

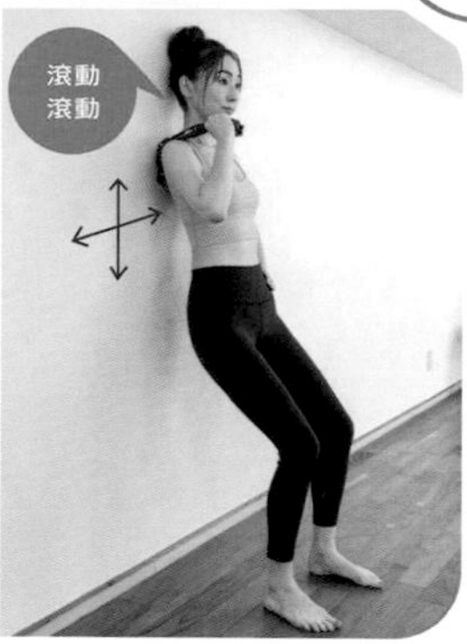

1 以網球抵住背部的膏肓穴，並靠牆挾住

將網球抵在背部肩胛骨內側的膏肓穴，並靠牆挾住網球按摩。腳掌可距離牆壁10～50公分。如果感到疼痛，腳掌可往牆壁的方向靠近。

2 讓網球上下左右滾動

邊吐氣邊讓網球陷入膏肓穴附近的肌肉，將膝蓋微微打彎上下滾動（約8公分）或是左右滾動（約5公分）網球以按摩肌肉。

2 肩胛骨正中央按摩術

細節請翻至80頁

左右各3次 ×3-5組

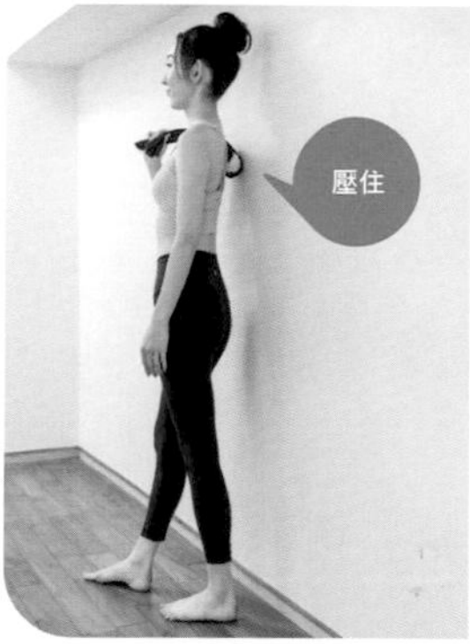

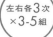

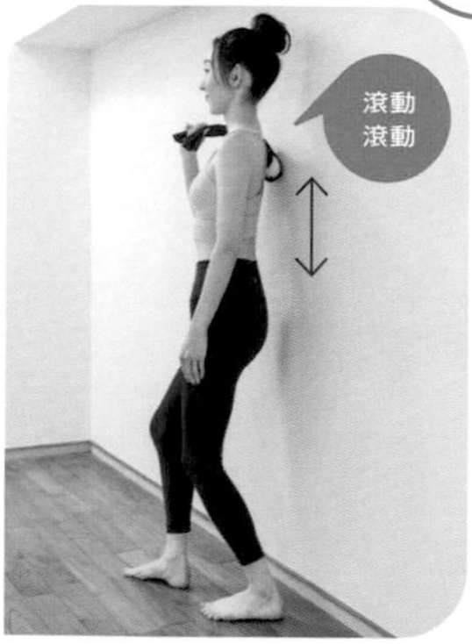

1 以網球抵住背部的天宗穴，並靠牆挾住

將網球挾在背部中央的天宗穴與牆壁之間後，將身體往網球的方向用力壓。雙腳站在距離牆壁約10公分的位置，可微微張開。

2 讓網球上下滾動，鬆開肌肉

讓網球一邊上下滾動，一邊鬆開天宗穴附近的肌肉。也可以僅將網球一直抵著天宗穴而不滾動。

3 貼壁扭身

左右各
3-5次

脊椎可以做到彎曲、反折、左右側倒與扭轉，但我們平日很少讓脊椎扭轉，所以背部的肌肉比較容易僵硬。因此，接著讓我們一起扭轉身體、鬆開背部的肌肉吧。

其他的療效
- 改善圓肩
- 改善肩膀僵硬的毛病
- 改善鬆垮的掰掰袖

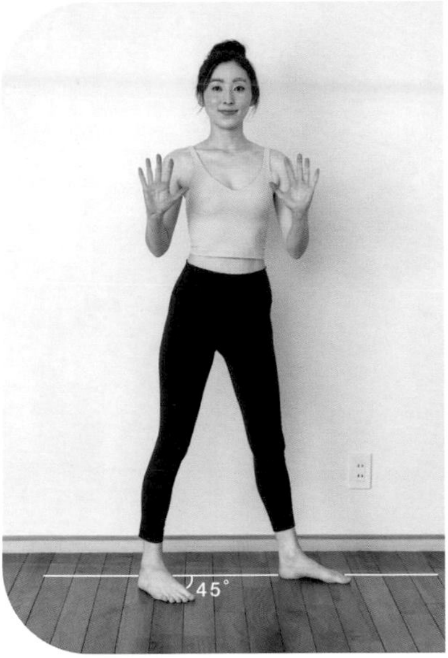

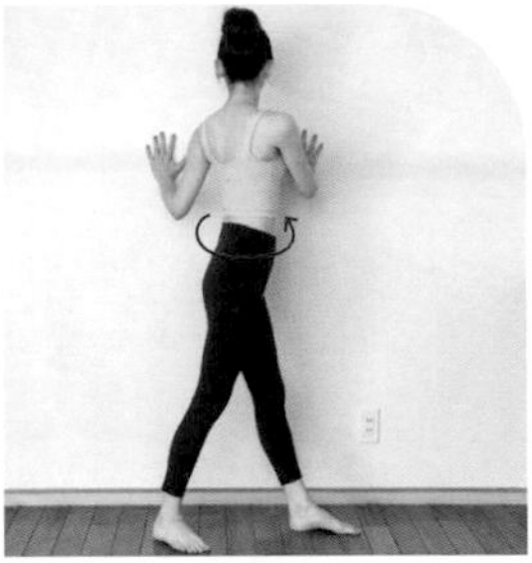

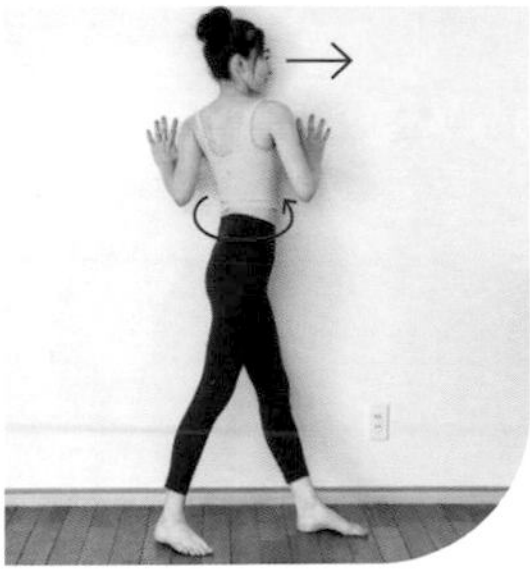

1 站在距離牆壁50公分的位置

將左腳腳尖朝向左邊、右腳腳尖往45度的方向張開，兩腳的腳跟站在同一條線上。

2 將身體往左扭轉，貼住牆壁

一邊想像扭轉脊椎，一邊將身體往左側扭轉。貼住牆壁之後，將臉朝向正面，緩慢地呼吸。

Point! 扭轉身體之後，將臉朝向正面，可讓脊椎進一步扭轉。若是感覺肩胛骨往正中間擠壓，代表姿勢正確。

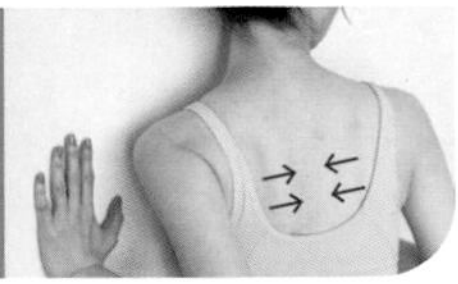

背部緊繃

圓肩

肩膀內縮稱為圓肩。太常滑手機或是使用電腦，肩膀會不自覺地內縮、背部也會跟著拱起來。一起透過按摩鎖骨下方與脊椎附近的肌肉，來讓肩膀回到正確的位置吧。

1 鎖骨下方按摩術

細節請翻至42頁

左右各3個位置×3-5次

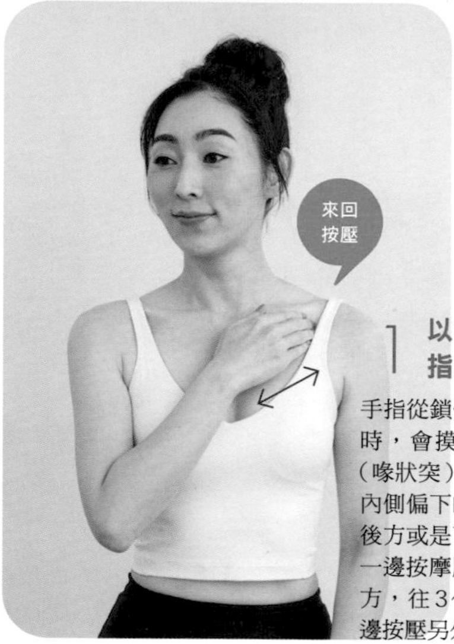

1 以食指～無名指的指腹按壓中府穴一帶

手指從鎖骨下方的內側往外側移動時，會摸到一塊特別突出的骨頭（喙狀突），中府穴就位於這塊骨頭內側偏下的位置。按壓時，可朝著後方或是下方施力，移動手指同時一邊按摩肌肉。之後沿著鎖骨的下方，往3～5公分的斜下方移動一邊按壓另外兩個部位。

2 貼壁扭身

細節請翻至103頁

左右各3-5次

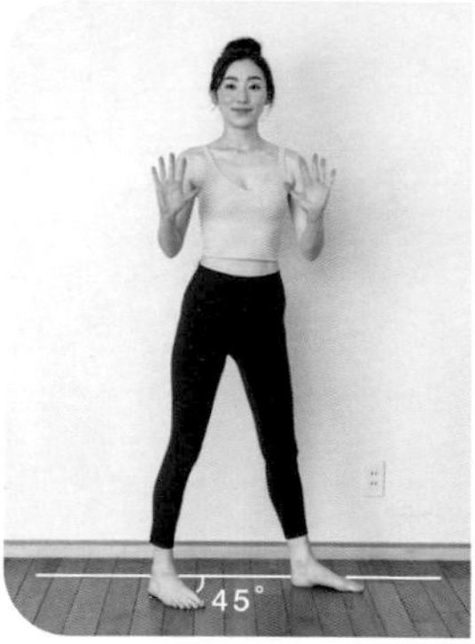

1 站在距離牆壁50公分的位置

將左腳腳尖朝向左邊、右腳腳尖往45度的方向張開，兩腳的腳跟站在同一條線上。

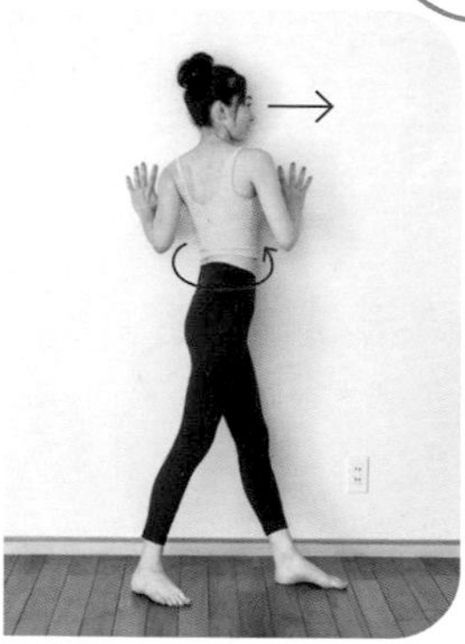

2 將身體往左扭轉，貼住牆壁

一邊想像扭轉脊椎，一邊將身體往左側扭轉。貼住牆壁之後，將臉朝向正面，緩慢地呼吸。

烏龜頸

頭部往前突出，脖子打直的狀態稱為烏龜頸。此時脖子會為了撐住頭部而承受極大的負擔。而且脖子前方肌肉會縮短，後腦杓下方的肌肉會變得緊繃，所以要按摩這兩個部位。

1 脖子前方按摩術

細節請翻至50頁

左右各
3個位置
×3秒
×3-5次

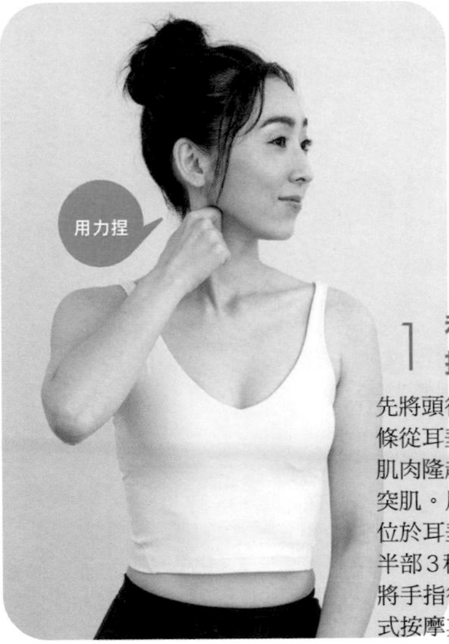

1 利用拇指與食指捏住胸鎖乳突肌

先將頭往左側轉，就會發現有一條從耳垂後方往喉結方向延伸的肌肉隆起，這條肌肉就是胸鎖乳突肌。用右手的拇指與食指捏住位於耳垂後方的胸鎖乳突肌的上半部3秒，再輕輕地放開。接著將手指往下移動，再以相同的方式按摩其他兩個部位。

2 後腦杓下方按摩術

細節請翻至84頁

左右各
3-5秒
×3-5次

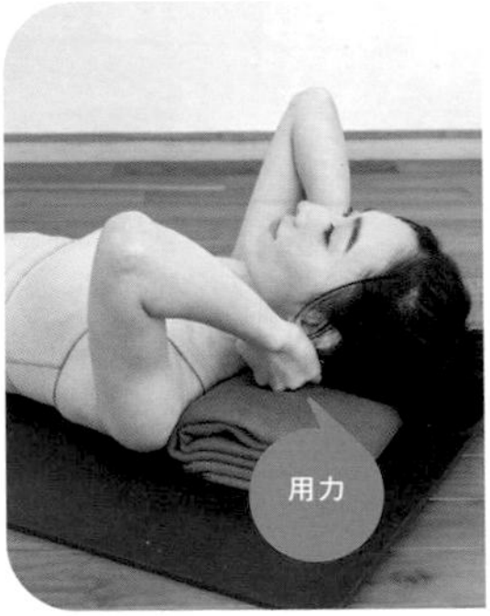

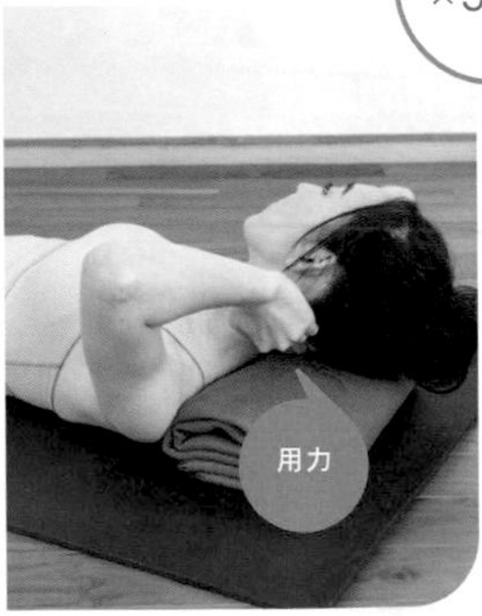

1 先躺下來，將指尖抵住天柱穴按壓

先躺下再利用雙手的食指～無名指的指尖抵住位於後腦杓髮際線的天柱穴，然後往上施壓3～5秒。記得要讓脖子放鬆，將頭部托在手指上面。

2 將頭偏向左邊或右邊，再以1的方式按壓

將頭偏向右邊，然後以1的方式按壓位於天柱外側、後腦杓正中央的風池穴，以及位於耳朵背面骨頭下方的安眠穴。

手腳冰冷

手臂與指尖的冰冷源自肩頸正面區塊的血液循環不良。按摩腋下的淋巴結可改善手部冰冷的毛病，鬆開與肩關節連接的鎖骨上方肌肉，可改善手臂冰冷的問題。

1 腋下按摩術

細節請翻至66頁

左右各 5-10秒 ×3-5次

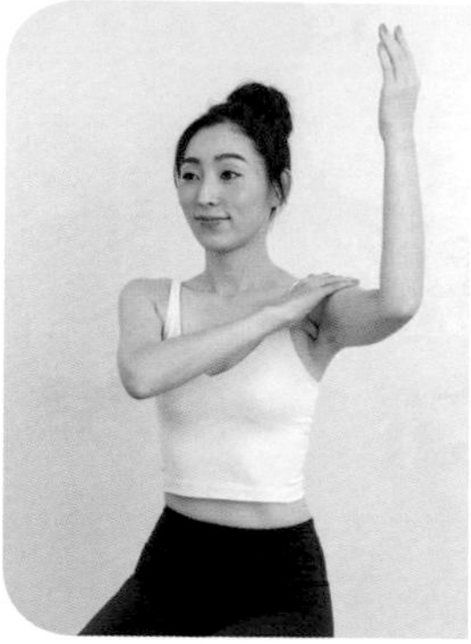

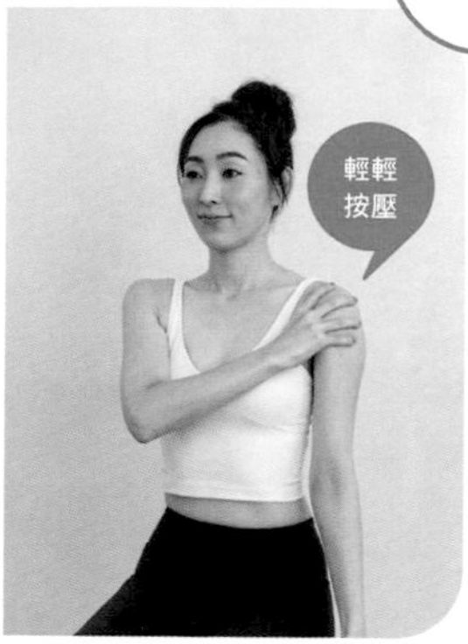

1 將手臂往上抬，再以另一側拇指抵住腋下

將要按摩側的手臂往上抬，再以拇指抵住腋下的凹陷處。此時可將拇指以外的其餘四指靠在肩膀上，以便利用拇指按壓。

2 放下手臂，利用拇指按壓5～10秒

將拇指朝著斜後方的肌肉垂直施壓5～10秒。定點按壓後鬆開，不需要一直移動拇指。

2 鎖骨上方按摩術

細節請翻至54頁

左右各 3-5次

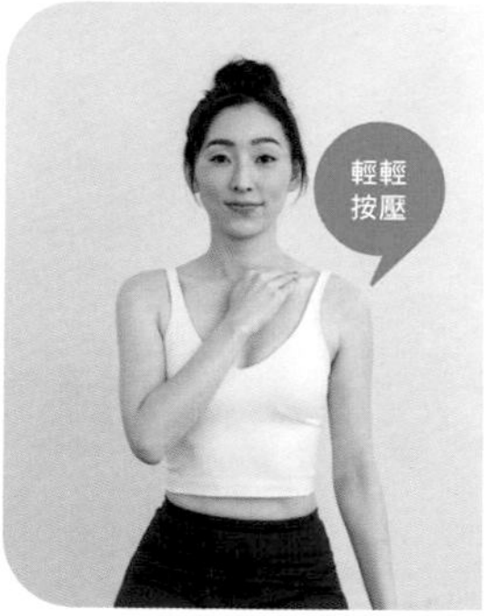

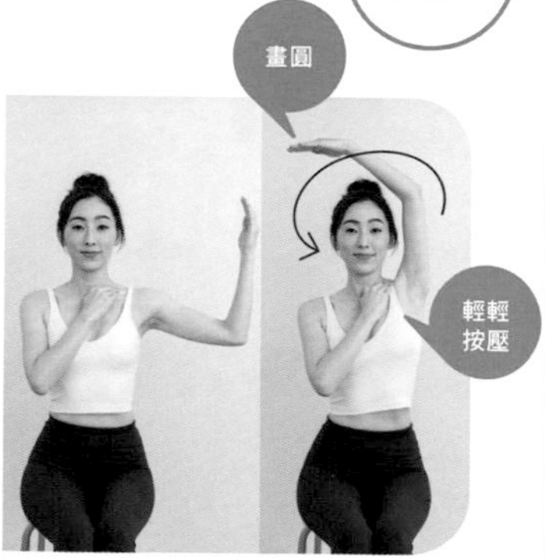

1 利用食指～無名指的指腹輕輕按壓缺盆穴

將食指～無名指彎成鉤狀，掛在鎖骨上方內側的缺盆穴，輕輕地按壓。拇指彎往掌心以免頂到喉嚨。

2 抬高手臂，往內側畫大圓

抬高手臂時，感覺一下隆起的鎖骨上方肌肉。手臂畫圓時，記得讓手肘經過耳朵附近，同時還要輕輕地按壓缺盆穴。

頭昏耳鳴

頭昏或耳鳴這類症狀通常是因為脖子的肌肉太過緊繃而引起。要解決這類症狀可試著按摩脖子前後的肌肉，或是刺激穴道，促進血液循環。

1 後腦杓下方按摩術

細節請翻至84頁

左右各
3-5秒
×3-5次

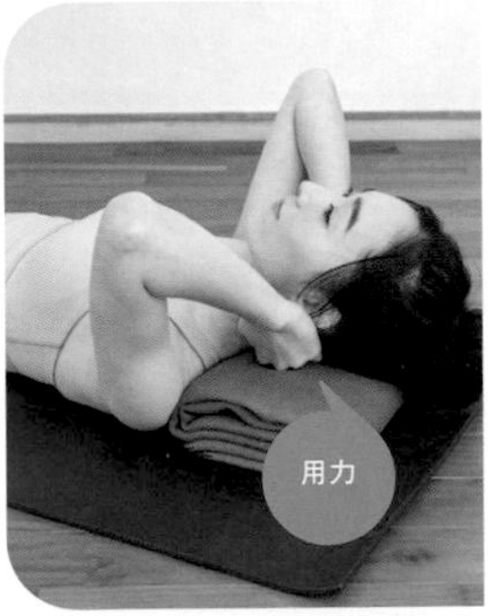

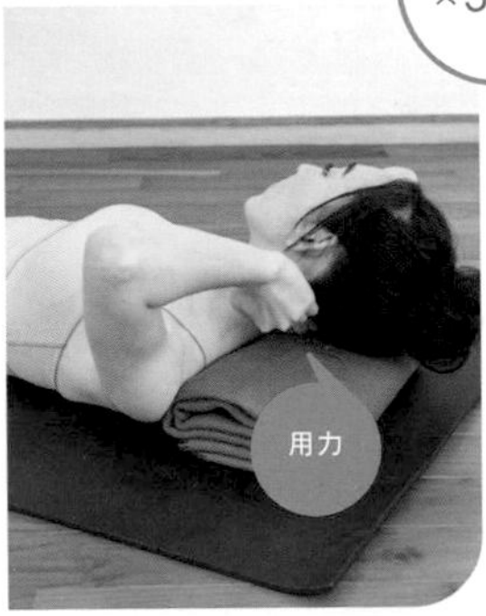

1 先躺下來，將指尖抵住天柱穴再按壓

先躺下來，再利用雙手的食指～無名指的指尖抵住位於後腦杓髮際線的天柱穴，然後往上施壓3～5秒。記得要讓脖子放鬆，將頭部托在手指上面。

2 將頭偏向左邊或右邊，再以1的方式按壓

將頭偏向右邊，然後以1的方式按壓位於天柱外側，也就是位於後腦杓正中央的風池穴，以及位於耳朵背面骨頭下方的安眠穴。

2 脖子前方按摩術

細節請翻至50頁

左右各
3個位置
×3秒
×3-5次

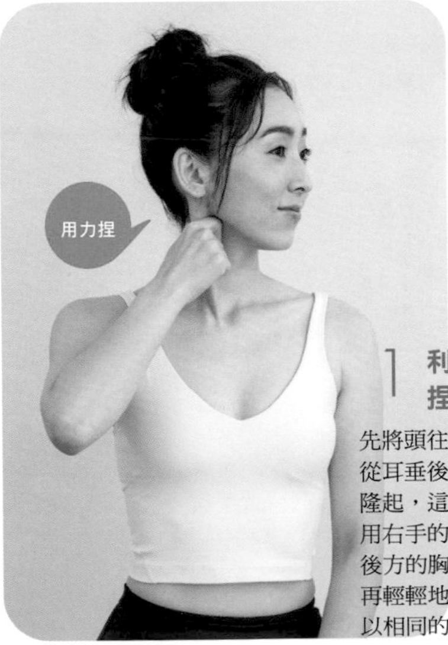

1 利用拇指與食指捏住胸鎖乳突肌

先將頭往左側轉，就會發現有一條從耳垂後方往喉結方向延伸的肌肉隆起，這條肌肉就是胸鎖乳突肌。用右手的拇指與食指捏住位於耳垂後方的胸鎖乳突肌的上半部3秒，再輕輕地放開。接著往下移動，再以相同的方式按摩其他兩個部位。

喉嚨卡卡

明明沒有感冒，卻覺得喉嚨卡卡的……這有可能是因為壓力太大所導致。按摩鎖骨附近以及脖子側邊的肌肉可以讓呼吸變得更深，就能緩解身心的緊張、紓緩喉嚨的症狀。

1 鎖骨上方按摩術

細節請翻至54頁

左右各 3-5次

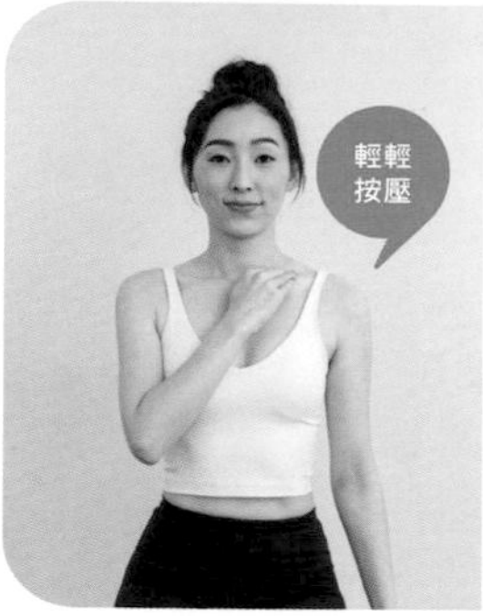

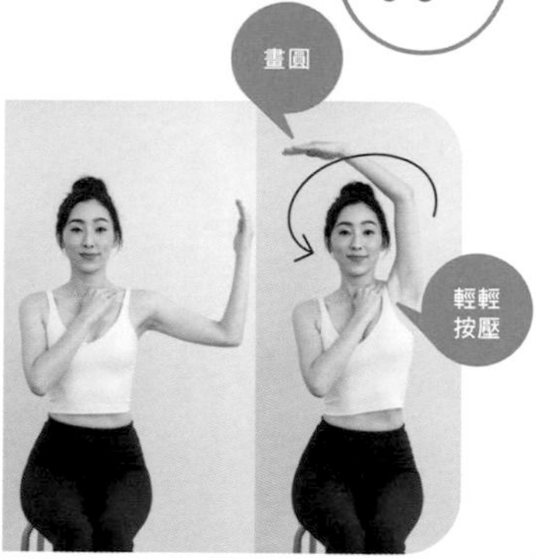

1 利用食指～無名指的指腹輕輕按壓缺盆穴

將食指～無名指彎成鉤狀掛在鎖骨上方內側的缺盆穴，再輕輕地按壓。拇指記得彎往掌心，以免頂到喉嚨。

2 抬高手臂，往內側畫大圓

抬高手臂時，用手感受一下隆起的鎖骨上方肌肉。以手臂畫圓時，記得讓手肘經過耳朵附近，同時輕輕地按壓缺盆穴。

2 脖子側面按摩術

細節請翻至58頁

左右各 3個位置 ×3秒 ×3-5次

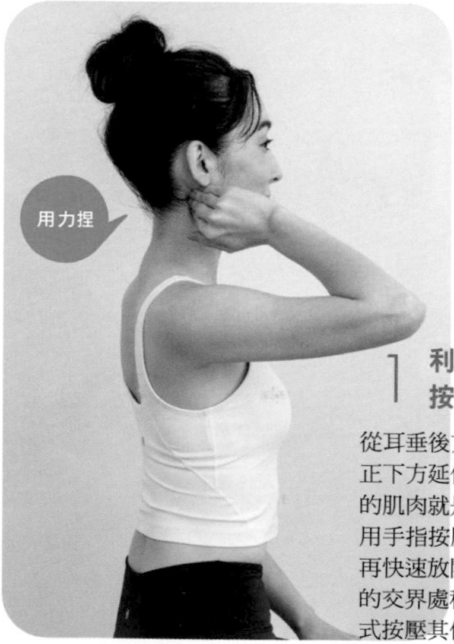

1 利用食指～無名指按壓斜角肌

從耳垂後方隆起的骨頭（乳突）的正下方延伸到肩膀與脖子的交界處的肌肉就是斜角肌。按壓時，可利用手指按壓這條肌肉的上半段3秒再快速放開。將手指往肩膀與脖子的交界處移動，並以相同的按壓方式按壓其他兩個部位。

3 延展下巴

5秒×3次

脖子前方的肌肉會因為姿勢不良而緊縮與變硬。讓不常伸展的脖子前方肌肉伸展、按摩下巴下方的肌肉，呼吸就會變得更順暢。

其他的療效	
●改善臉部肌膚鬆垮	●消除脖子側面皺紋
●改善脖子肌膚鬆垮	●消除雙下巴

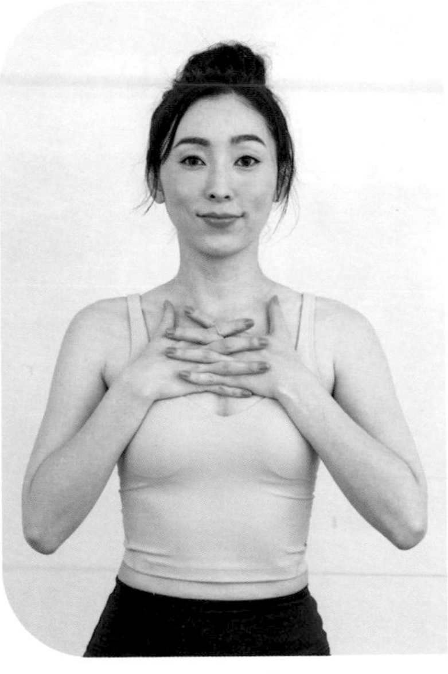

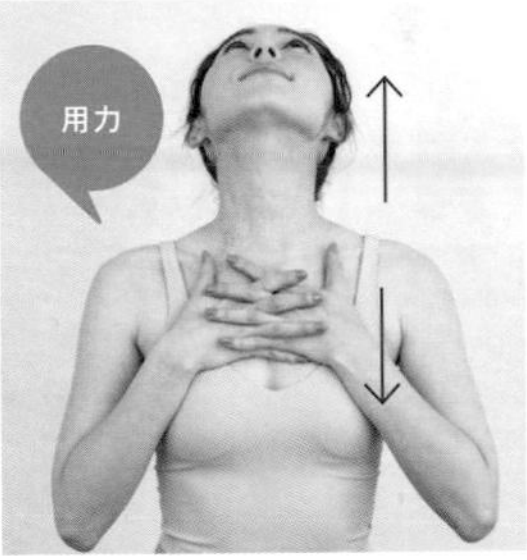

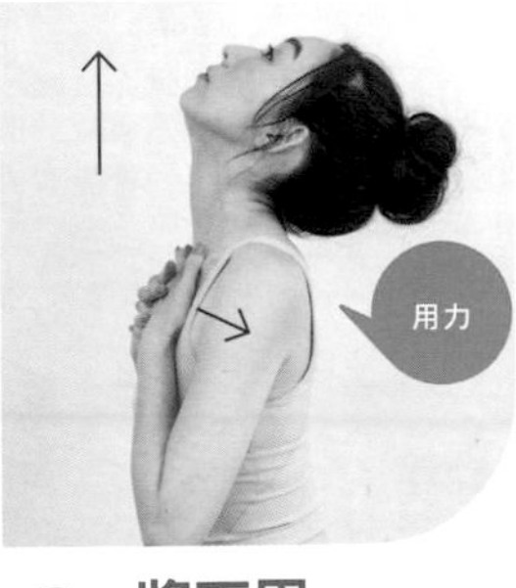

1 將雙手手指交叉，再放在喉嚨下面

將拇指掛在鎖骨附近，再將雙手手指於喉嚨下方交叉。此時可將舌尖頂著上顎。

2 將下巴往上抬5秒

接著讓視線移至天花板，再讓雙手往背部按壓，藉此伸展脖子前方的肌肉。維持這個姿勢5秒之後，回到1的姿勢。

Point! 伸展脖子前方肌肉時，記得不要拱背與聳肩，也要調整姿勢以及放鬆肩膀。

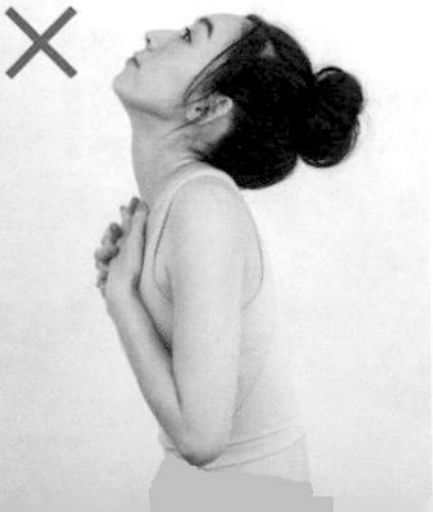

頭痛

如果肩頸一直很僵硬，有可能會引發頭痛，嚴重的話，還有可能會想吐。如果覺得頭快要痛起來了，可在還沒那麼痛的時候即時按摩肩膀與後腦杓的肌肉。

1 肩膀按摩術

細節請翻至62頁

左右各3秒 ×3-5次

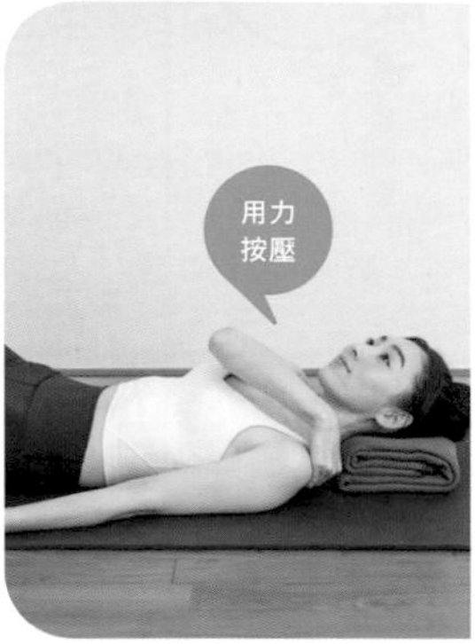

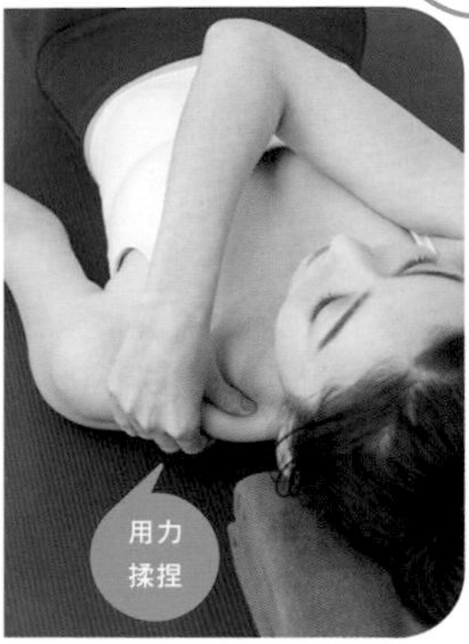

1 先躺下來，用另一邊的手捏住斜方肌

用右手捏住左肩的肌肉與斜方肌，同時將左手掌心朝上，也不要圓肩。

2 捏住斜方肌3秒再快速鬆開

將右手的拇指靠著左側的鎖骨用力捏住斜方肌3秒，再快速鬆開。

2 後腦杓下方按摩術

細節請翻至84頁

左右各3-5秒 ×3-5次

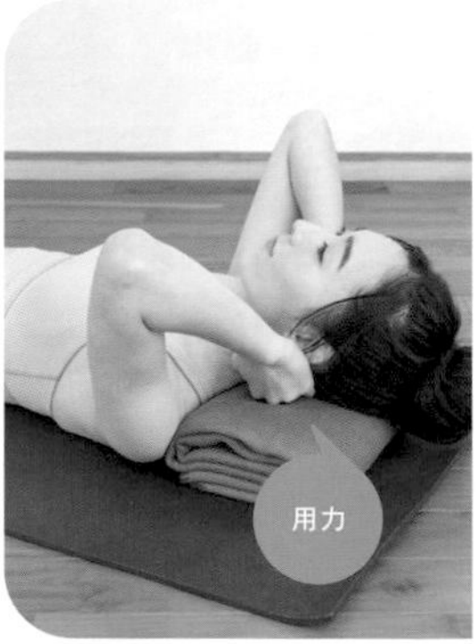

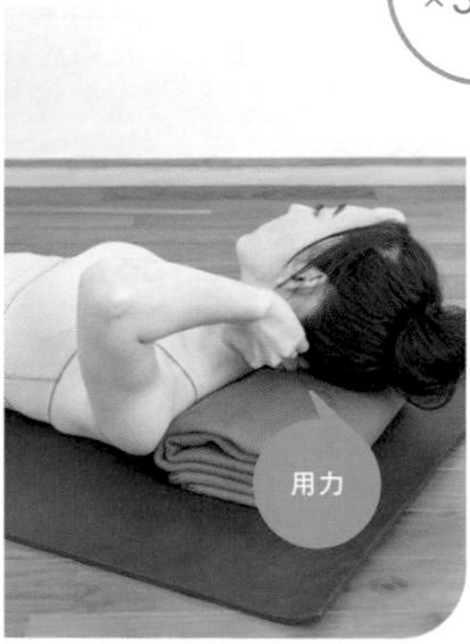

1 先躺下來，將指尖抵住天柱穴再按壓

先躺下來，利用雙手的食指～無名指的指尖抵住位於後腦杓髮際線的天柱穴，然後往上施壓3～5秒。記得要讓脖子放鬆，將頭部托在手指上面。

2 將頭偏向左邊或右邊，再以1的方式按壓

將頭偏向右邊，然後以1的方式按壓位於天柱外側、後腦杓正中央的風池穴，以及位於耳朵背面骨頭下方的安眠穴。

食慾低落

消化不良、胃悶悶的，食慾不振的時候，都會反映在「中府穴」與「膏肓穴」。中府穴位於鎖骨下方、膏肓穴位於肩胛骨內側，刺激這兩個穴道可讓胃更舒服。

1 鎖骨下方按摩術

細節請翻至42頁

左右各3個位置×3-5次

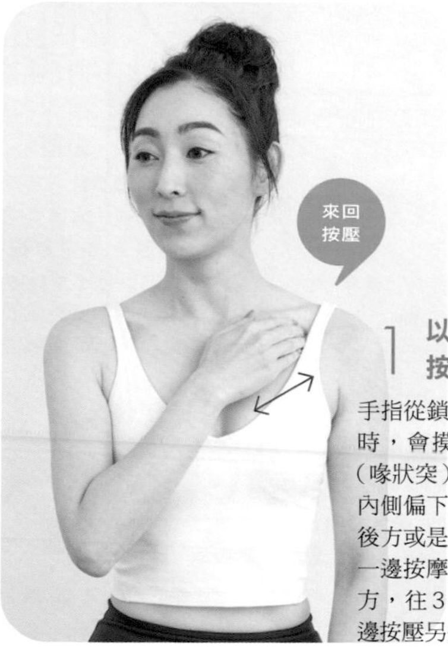

1 以食指～無名指的指腹按壓中府穴一帶

手指從鎖骨下方的內側往外側移動時，會摸到一塊特別突出的骨頭（喙狀突），中府穴就位於這塊骨頭內側偏下的位置。按壓時，可朝著後方或是下方施力，移動手指同時一邊按摩肌肉。之後沿著鎖骨的下方，往3～5公分的斜下方移動一邊按壓另外兩個部位。

2 肩胛骨內側按摩術

細節請翻至76頁

左右各3次×3-5組

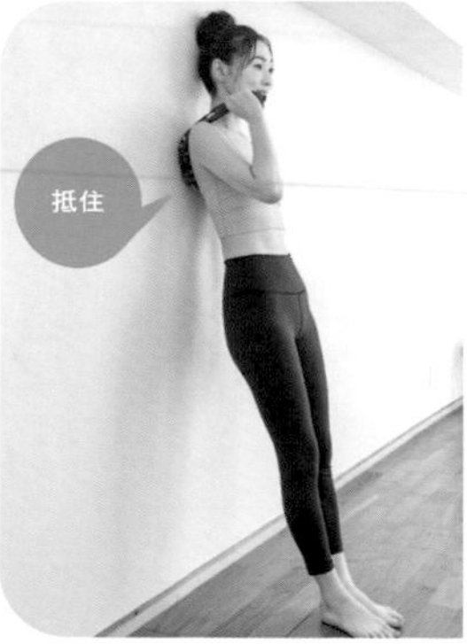

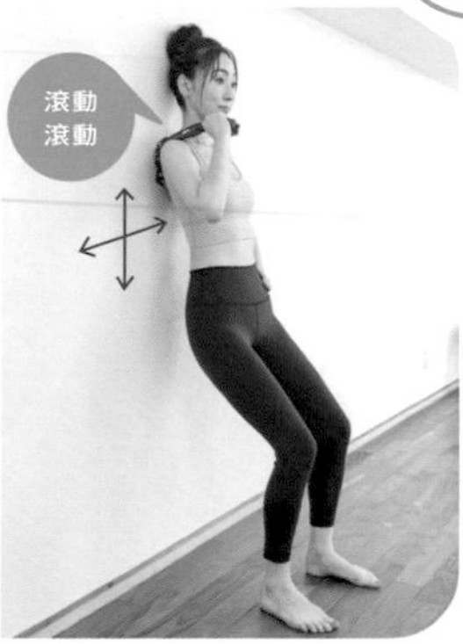

1 以網球抵住背部的膏肓穴，並靠牆挾住

將網球抵在背部肩胛骨內側的膏肓穴，並靠牆挾住網球按摩。腳掌可距離牆壁10～50公分。如果感到疼痛，腳掌可往牆壁的方向靠近。

2 讓網球上下左右滾動

邊吐氣邊讓網球陷入膏肓穴附近的肌肉，將膝蓋微微打彎上下滾動（約8公分）或是左右滾動（約5公分）網球以按摩肌肉。

容易社交恐懼

社交恐懼是一種極度緊張、承受巨大壓力的狀態，會使我們的自律神經失調、導致交感神經總是非常活躍。試著按摩背部與鎖骨下方的肌肉，讓身體得以放鬆吧。

1 肩胛骨內側按摩術

細節請翻至76頁

左右各3次×3-5組

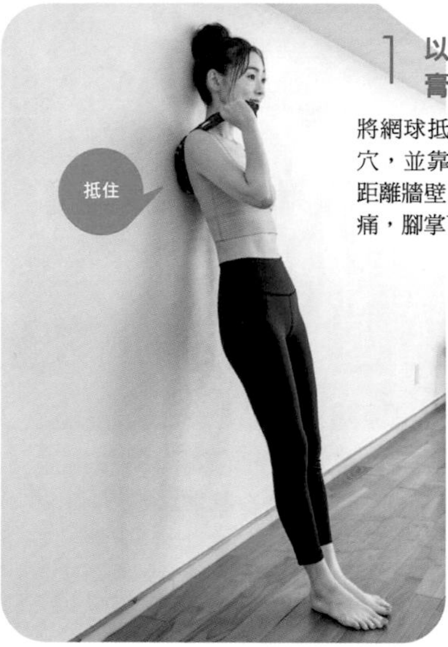

1 以網球抵住背部的膏肓穴，並靠牆挾住

將網球抵在背部肩胛骨內側的膏肓穴，並靠牆挾住網球按摩。腳掌可距離牆壁10～50公分。如果感到疼痛，腳掌可往牆壁的方向靠近。

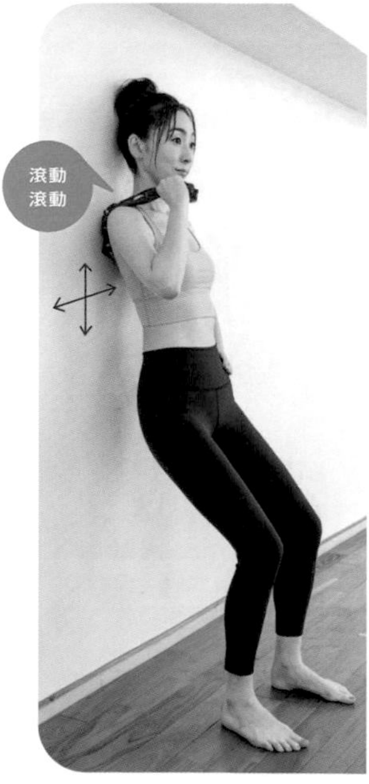

2 讓網球上下左右滾動

邊吐氣邊讓網球陷入膏肓穴附近的肌肉，然後將膝蓋微微打彎，再上下滾動網球（約8公分的距離），或是左右滾動網球（約5公分的距離）以按摩膏肓穴附近的肌肉。

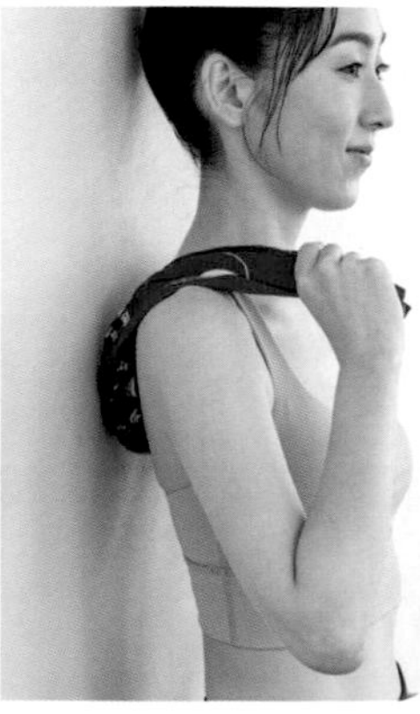

2 肩胛骨正中央按摩術

細節請翻至80頁

左右各3次 ×3-5組

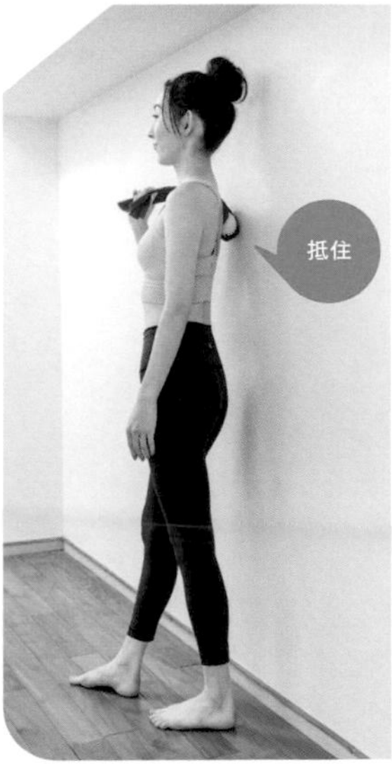

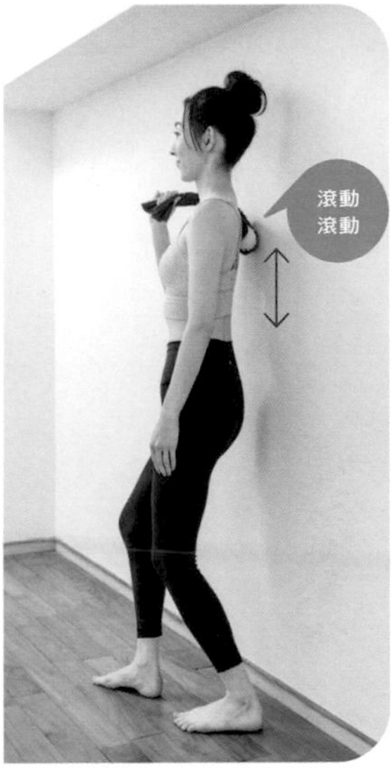

1 以網球抵住背部的天宗穴，並靠牆挾住

將網球挾在背部中央的天宗穴與牆壁之間後，將身體往網球的方向用力壓。雙腳站在距離牆壁約10公分的位置，可微微張開。

2 讓網球上下滾動，鬆開肌肉

讓網球一邊上下滾動，一邊鬆開天宗穴附近的肌肉。也可以僅將網球抵著天宗穴而不滾動。

3 鎖骨下方按摩術

細節請翻至42頁

左右各 3個位置 ×3-5次

1 以食指～無名指的指腹按壓中府穴一帶

手指從鎖骨下方的內側往外側移動時，會摸到一塊特別突出的骨頭（喙狀突），中府穴就位於這塊骨頭內側偏下的位置。按壓時，可朝著後方或是下方施力，移動手指同時一邊按摩肌肉。之後沿著鎖骨的下方，往3～5公分的斜下方移動一邊按壓另外兩個部位。

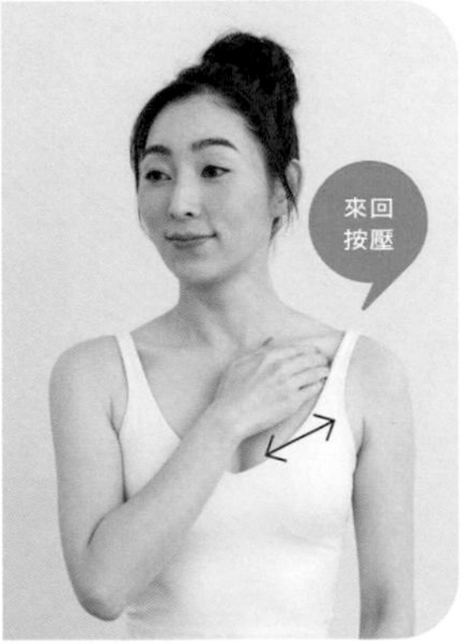

臉部鬆垮

除了年紀增長以及不正確的姿勢之外，長時間戴著口罩也會將臉部的肌膚往下拉。讓我們試著按摩臉頰與顳顬、拉抬臉部線條、放鬆脖子前方的肌肉讓脖子看起來更修長。

1 脖子前方按摩術

細節請翻至50頁

左右各 3個位置 ×3秒 ×3-5次

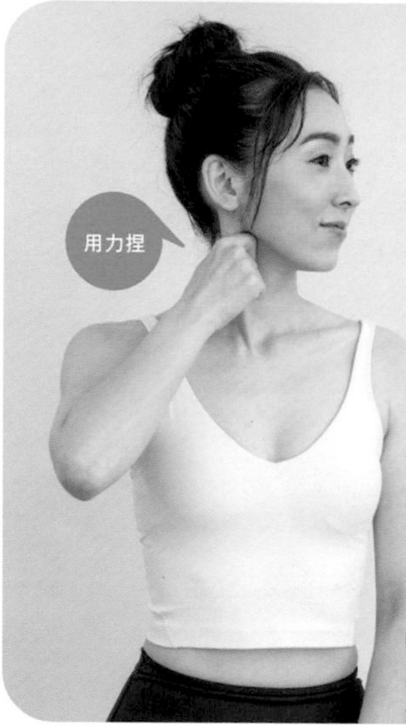

1 利用拇指與食指捏住胸鎖乳突肌

將頭往左側轉，就會發現有一條從耳垂後方往喉結方向延伸的肌肉隆起，這條肌肉就是胸鎖乳突肌。用右手的拇指與食指捏住位於耳垂後方的胸鎖乳突肌的上半部3秒，再輕輕地放開。接著將手指往下移動，再以相同的方式按摩其他兩個部位。

2 延展下巴

細節請翻至111頁

5秒×3次

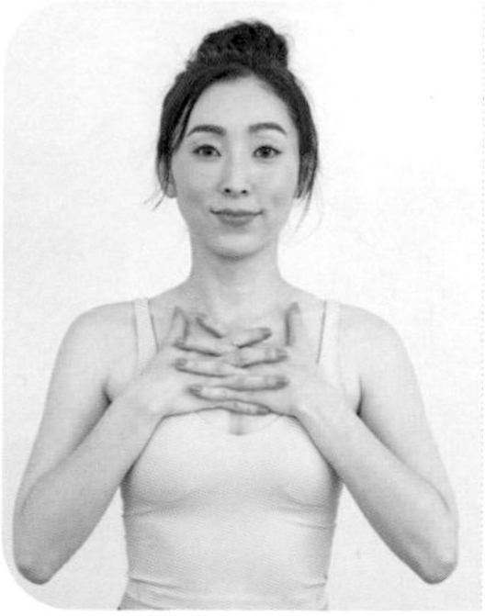

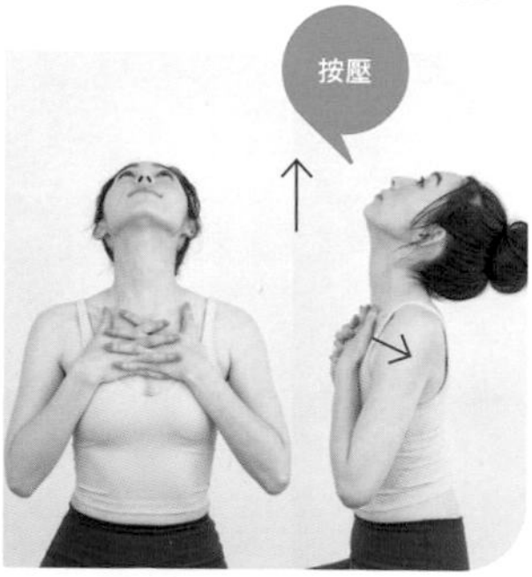

1 將雙手手指交叉，再放在喉嚨下面

將拇指掛在鎖骨附近，再將雙手手指於喉嚨下方交叉。此時可將舌尖頂著上顎。

2 將下巴往上抬5秒

接著將視線移至天花板，再將雙手往背部按壓，藉此伸展脖子前方的肌肉。維持這個姿勢5秒之後，回到1的姿勢。

3 臉頰與頭部的按摩術

5-10次

在咬緊牙關之際隆起的臉頰肌肉為咀嚼肌，而顳顬一帶的肌肉為側頭肌。如果此處變得僵硬與緊繃，就無法持續拉住臉部肌膚，臉部也會變得鬆垮。建議徹底按摩這部分的肌肉，拉抬臉部的條線吧。

其他的療效
- 緩解下巴疼痛　●消除咬合時的左右落差
- 解決臉部左右不對稱的問題
- 拉抬臉部線條與嘴角

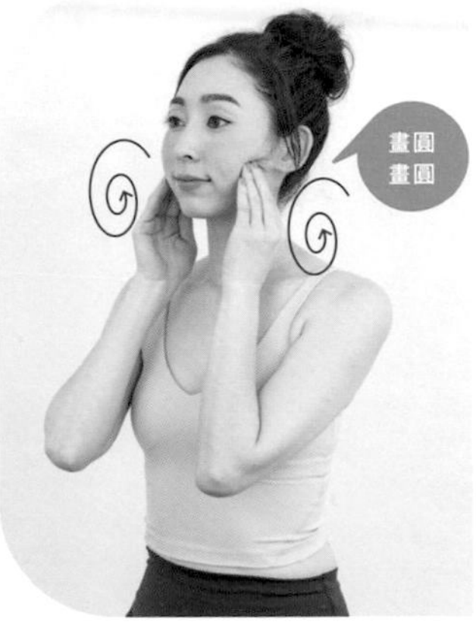

1 利用食指～無名指的指腹按壓咀嚼肌

咀嚼肌就是在咬緊牙關時隆起的肌肉，位置差不多落在顴骨下方一帶。將食指～無名指的指腹靠著咀嚼肌，然後一邊畫圓，一邊按壓。

Point!
先咬緊牙關，再將嘴巴往左右兩側撐開。顴骨下方到嘴角側邊這條肌肉就是咀嚼肌。

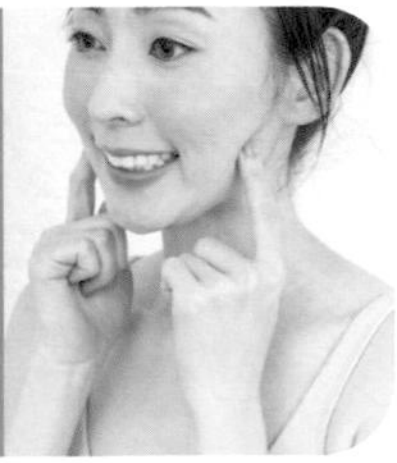

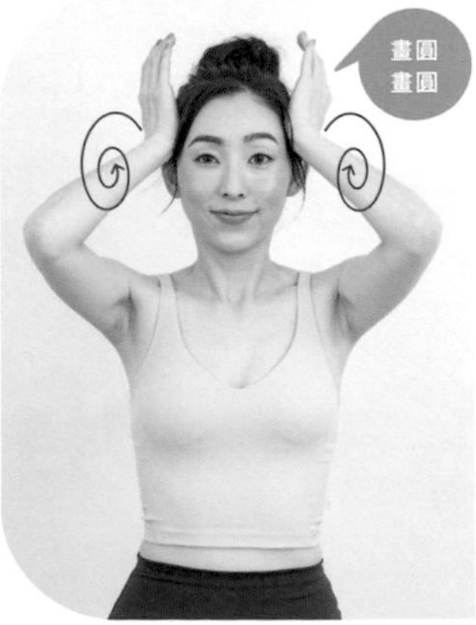

2 利用掌心的根部按壓側頭部

咬緊牙關時，位於顳顬後方的側頭肌會跟著隆起，讓掌心的根部靠著這條肌肉，然後一邊畫圓，一邊按壓。

Point!
如果有一邊特別不舒服，可輕輕握拳，再以手指的第一指節與第二指節按壓側頭肌。

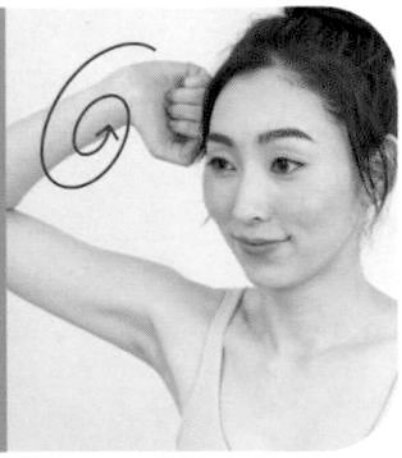

臉部不對稱

如果臉頰的高度、眼睛的大小、法令紋的位置不對稱，代表臉形歪斜。要想讓臉形恢復對稱，可試著按摩臉部肌肉以及與臉部連接的脖子前側肌肉，讓這些肌肉能夠靈活運動。

1 脖子前方按摩術

細節請翻至50頁

左右各3個位置×3秒×3-5次

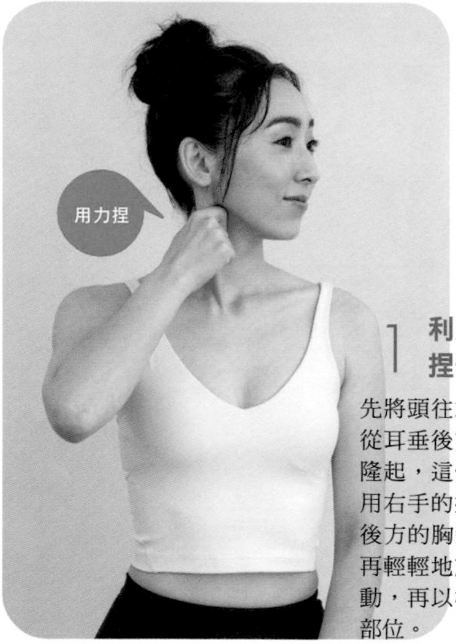

1 利用拇指與食指捏住胸鎖乳突肌

先將頭往左側轉，就會發現有一條從耳垂後方往喉結方向延伸的肌肉隆起，這條肌肉就是胸鎖乳突肌。用右手的拇指與食指捏住位於耳垂後方的胸鎖乳突肌的上半部3秒，再輕輕地放開。接著將手指往下移動，再以相同的方式按摩其他兩個部位。

2 臉頰與頭部的按摩術

細節請翻至123頁

5-10次

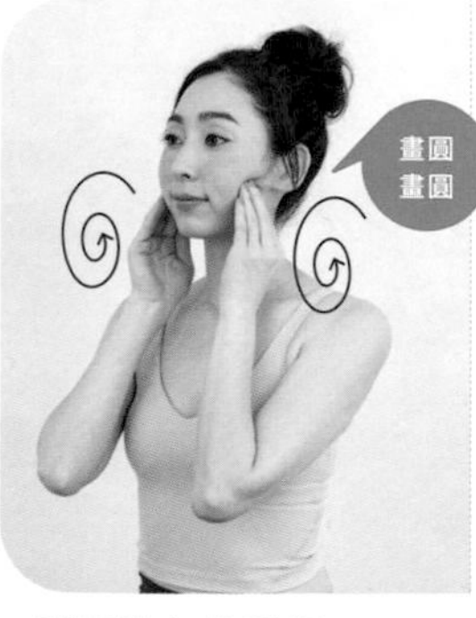

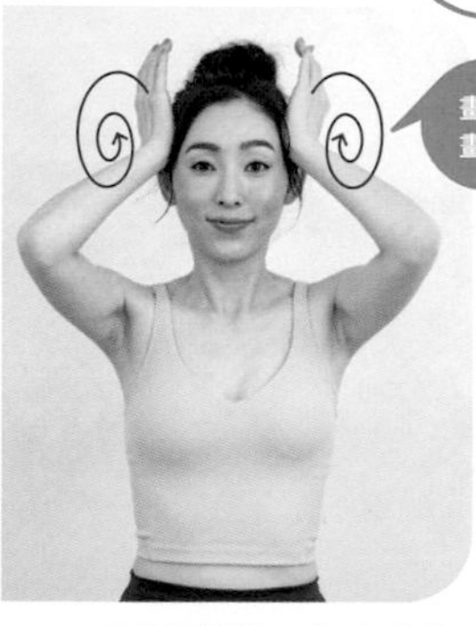

1 利用掌心的根部按壓側頭部

咬緊牙關時，位於顳顬後方的側頭肌會跟著隆起，將掌心的根部靠著這條肌肉，一邊畫圓，一邊按壓。

2 利用食指～無名指的指腹按壓咀嚼肌

咀嚼肌就是在咬緊牙關時隆起的肌肉，位置差不多落在顴骨下方一帶。將食指～無名指的指腹靠在咀嚼肌，一邊畫圓，一邊按壓。

3 舌頭訓練

3-5秒
×3-5次

這個訓練可強化嘴巴、臉頰一帶的表情肌、與張開嘴巴、活動舌頭的舌骨肌群以及將下巴往外推出的外翼肌。這些位於臉部左右兩側的肌肉都能正常運動，下巴、法令紋與臉頰的位置就會變得對稱。

其他的療效
- 消除雙下巴
- 消除脖子鬆垮
- 消除臉部鬆垮

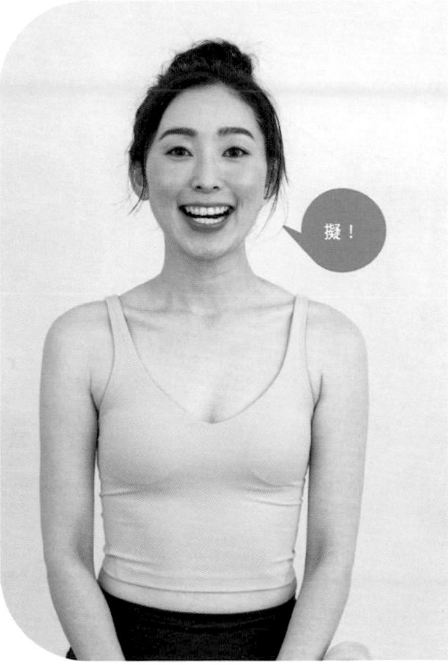

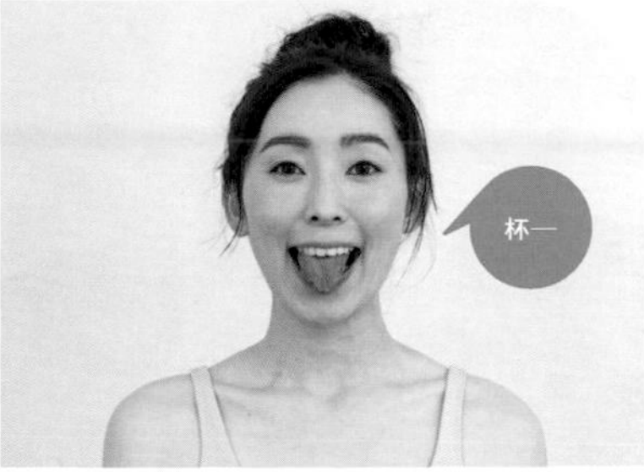

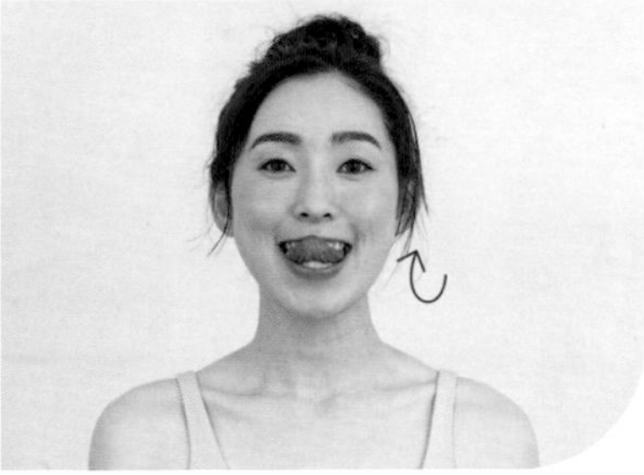

1 將嘴巴往左右兩側張開

利用嘴巴與臉頰一帶的表情肌以及位於下巴下方的舌骨肌群發出「擬」的聲音，將嘴巴往左右兩側拉開。

2 伸出舌頭，維持3～5秒

接著發出「杯」的聲音，伸出舌頭維持3～5秒，接著將舌尖往鼻頭伸再維持3～5秒。要利用臉頰深處的肌肉將下巴稍微往前推。

Point! 將舌頭往上延伸時，下巴不要跟著往上抬。記得直視前方，以正確的姿勢使用臉部的肌肉。

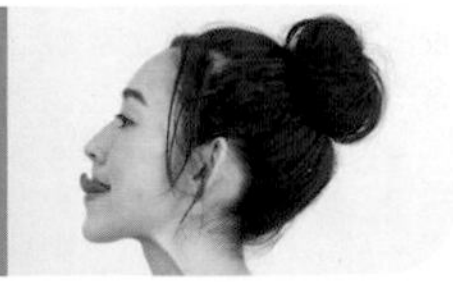

臉部水腫

淋巴液或是血液的循環不好，臉部就會水腫。有時，臉部甚至會腫得比平常大一號。疏通淋巴液出口的靜脈角之後，可試著按摩脖子前方與側邊的肌肉，促進這一帶的血液循環。

1 鎖骨上方按摩術

細節請翻至54頁

左右各 3-5次

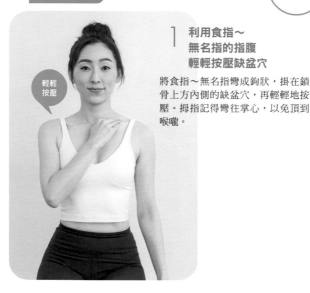

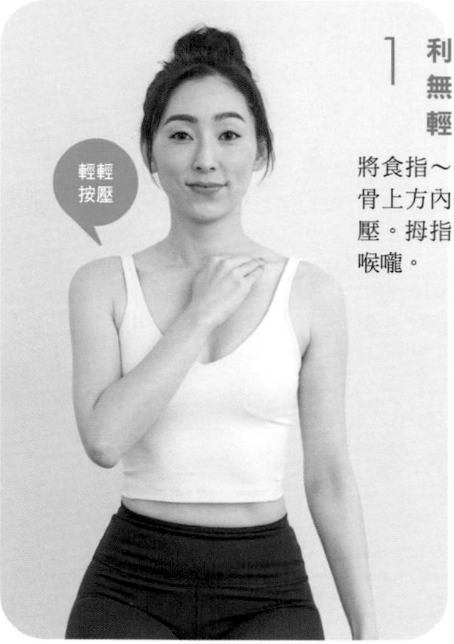

1 利用食指～無名指的指腹輕輕按壓缺盆穴

將食指～無名指彎成鉤狀，掛在鎖骨上方內側的缺盆穴，再輕輕地按壓。拇指記得彎往掌心，以免頂到喉嚨。

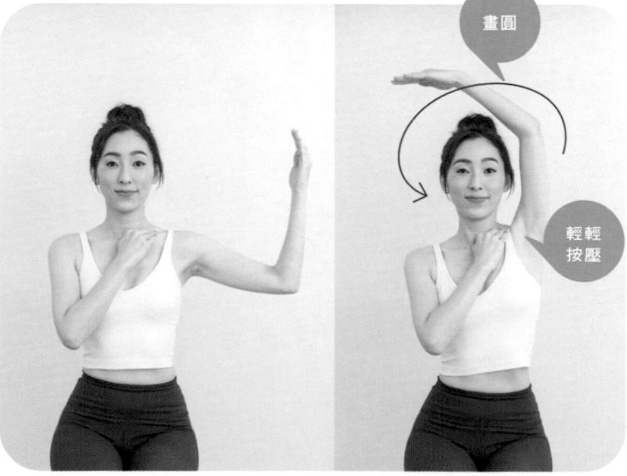

2 抬高手臂，往內側畫大圓

抬高手臂時，感覺一下隆起的鎖骨上方肌肉。以手臂畫圓時，記得讓手肘經過耳朵附近，同時還要輕輕地按壓缺盆穴。

2 脖子前方按摩術

細節請翻至50頁

左右各
3個位置
×3秒
×3-5次

1 利用拇指與食指捏住胸鎖乳突肌

先將頭往左側轉，就會發現有一條從耳垂後方往喉結方向延伸的肌肉隆起，這條肌肉就是胸鎖乳突肌。用右手的拇指與食指捏住位於耳垂後方的胸鎖乳突肌的上半部3秒，再輕輕地放開。接著將手指往下移動，再以相同的方式按摩其他兩個部位。

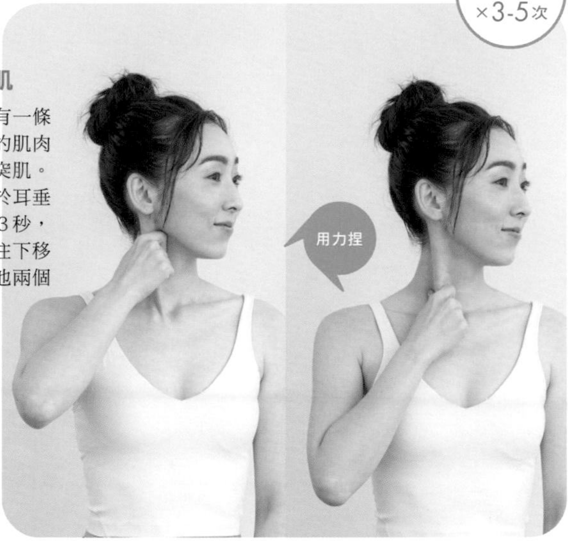

3 脖子側面按摩術

細節請翻至58頁

左右各
3個位置
×3秒
×3-5次

1 利用食指～無名指按壓斜角肌

從耳垂後方隆起的骨頭（乳突）的正下方延伸到肩膀與脖子的交界處的肌肉就是斜角肌。按壓時，可利用手指按壓這條肌肉的上半段3秒再快速放開。將手指往肩膀與脖子的交界處移動，並以相同的按壓方式按壓其他兩個部位。

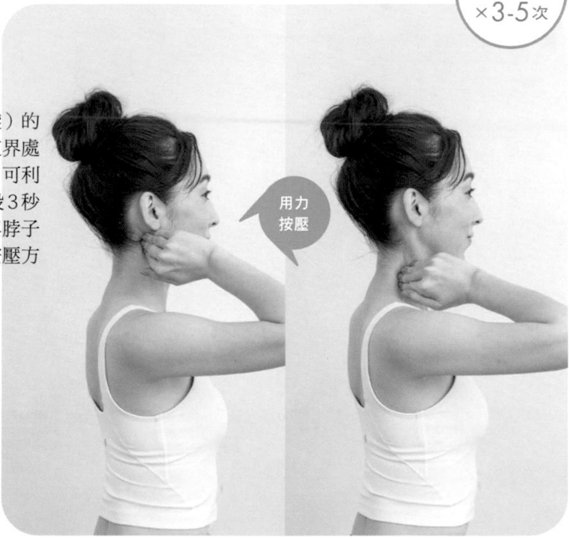

氣色不佳

血液循環不佳、臉部冰冷、營養無法輸送到臉部時，氣色就會變差。解決方式就是促進臉部的血液循環。按摩脖子的大肌肉與淋巴結叢集之處，就能快速促進血液循環！

1 鎖骨上方按摩術

細節請翻至54頁

左右各3-5次

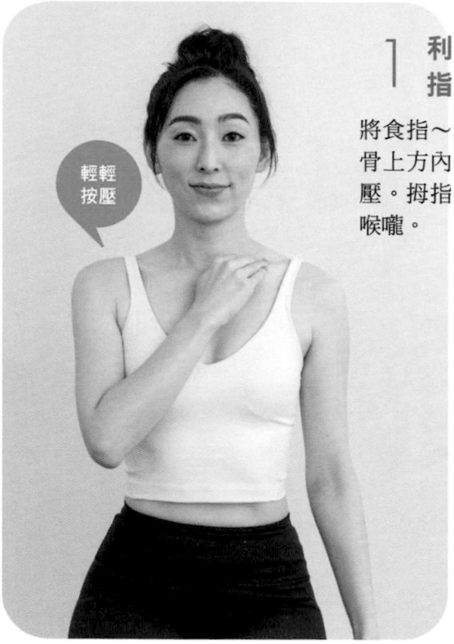

1 利用食指～無名指的指腹輕輕按壓缺盆穴

將食指～無名指彎成鉤狀，掛在鎖骨上方內側的缺盆穴，再輕輕地按壓。拇指記得彎往掌心，以免頂到喉嚨。

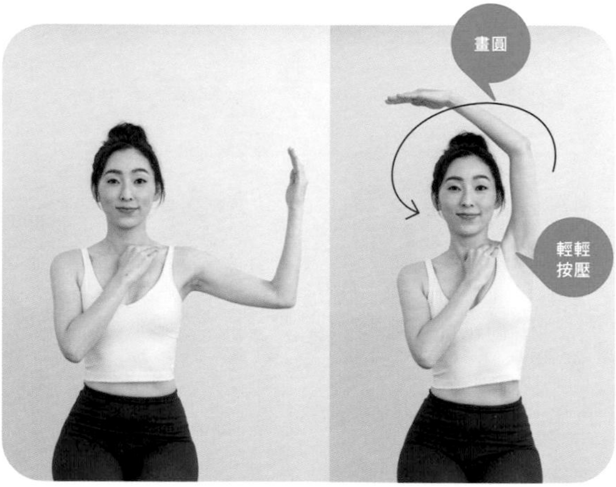

2 抬高手臂，往內側畫大圓

抬高手臂時，感覺一下隆起的鎖骨上方肌肉。以手臂畫圓時，記得讓手肘經過耳朵附近，同時還要輕輕地按壓缺盆穴。

2 脖子側面按摩術

細節請翻至58頁

左右各
3個位置
×3秒
×3-5次

1 利用食指～無名指按壓斜角肌

從耳垂後方隆起的骨頭（乳突）的正下方延伸到肩膀與脖子的交界處的肌肉就是斜角肌。按壓時，可利用手指按壓這條肌肉的上半段3秒再快速放開。讓手指往肩膀與脖子的交界處移動，並以相同的按壓方式按壓其他兩個部位。

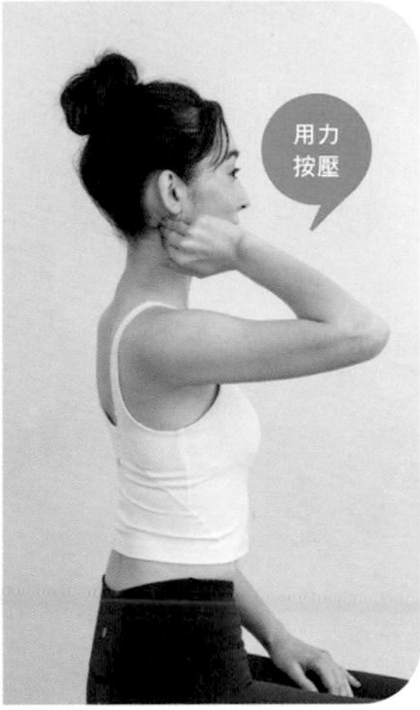

3 頸部後側按摩術

細節請參考72頁

3秒
×3-5次

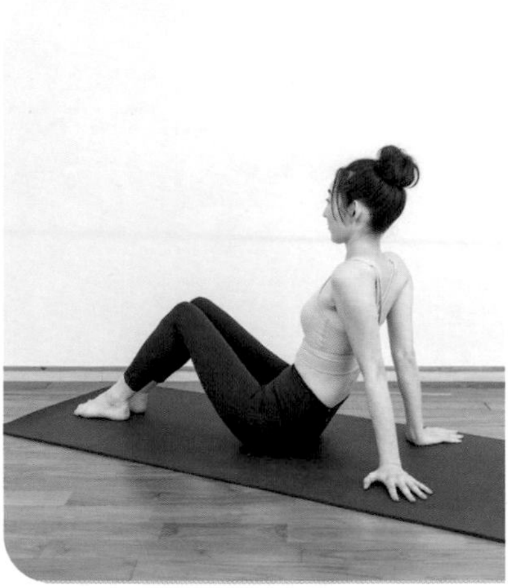

1 席地而坐，將雙手撐在身體後面

膝蓋微微彎曲，放鬆身體後，將雙手撐在身體後面，同時張開手指以及將指尖朝外穩定身體。盡可能不要讓手肘打直或反折。

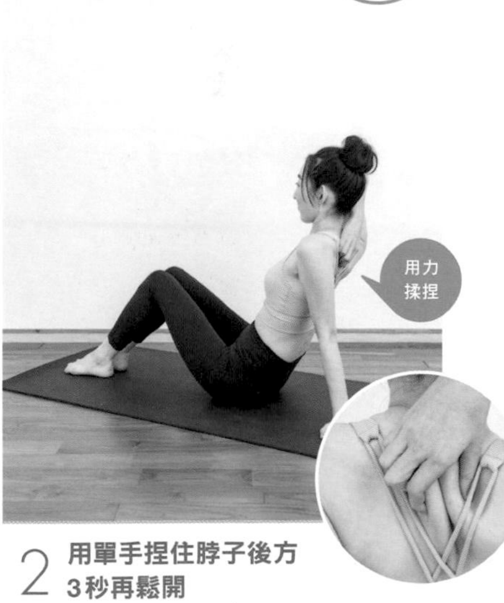

2 用單手捏住脖子後方3秒再鬆開

按摩時，不要一直按同一個位置，而是要大範圍地揉捏。請從脖子後側的下方往下揉捏，直到肩胛骨的正中央為止。

掰掰袖鬆垮

想要跟掰掰袖說再見，就要讓連接肌肉、關節與掰掰袖的肩胛骨放鬆。按按與肩胛骨下方連接的腋下，讓肩胛骨與脊骨變得更靈活吧。

1 腋下按摩術

細節請翻至66頁

左右各5-10秒×3-5次

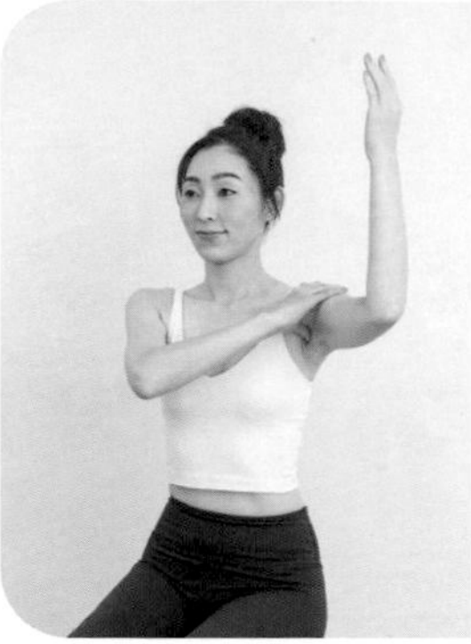

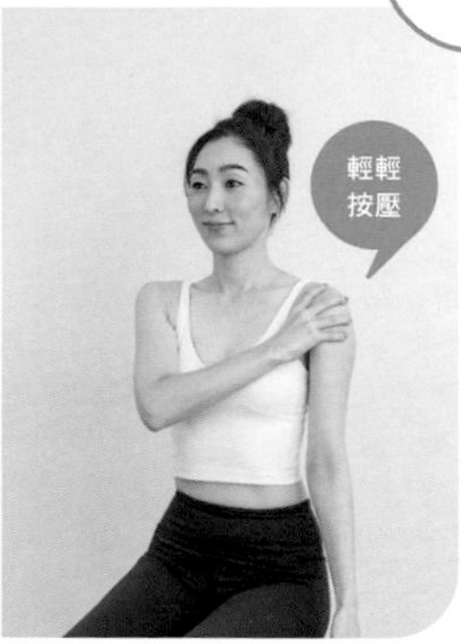

1 將手臂往上抬，再以另一側拇指抵住腋下

將要按摩側的手臂往上抬，再以拇指抵住腋下的凹陷處。此時可將拇指以外的其餘四指靠在肩膀上，以便利用拇指按壓。

2 放下手臂，利用拇指按壓5～10秒

將拇指朝著斜後方的肌肉垂直施壓5～10秒。定點按壓就能鬆開肌肉，不需要一直移動拇指。

2 肩胛骨走路

細節請翻至101頁

左右各5次×2-3組

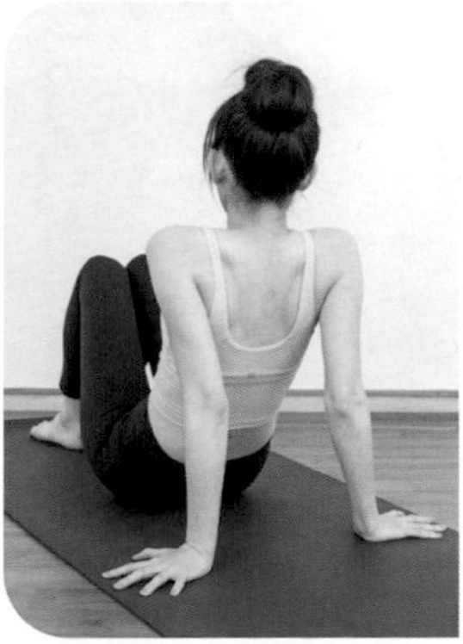

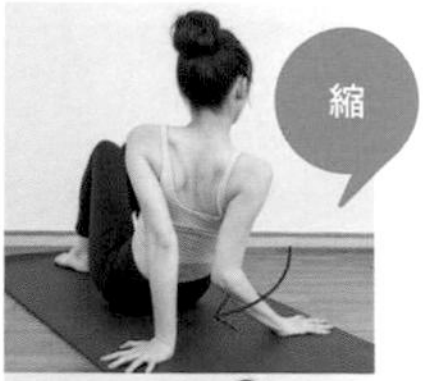

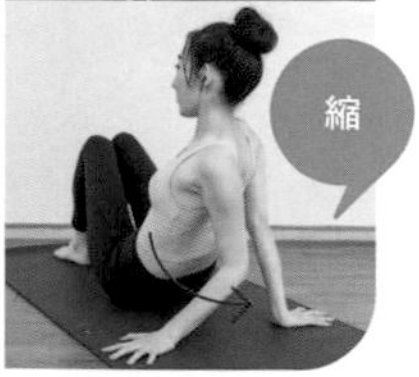

1 席地而坐，將雙手往後撐

雙腳伸直席地而坐，再微微彎起膝蓋。雙手略寬於肩膀撐在屁股後朝外撐成八字型。

2 將手肘輪流往內擠壓

扭轉上半身，將左右兩側的手叉輪流往內擠壓，藉此活動肩胛骨。

3 貼壁扭身

細節請翻至103頁

左右各 3-5次

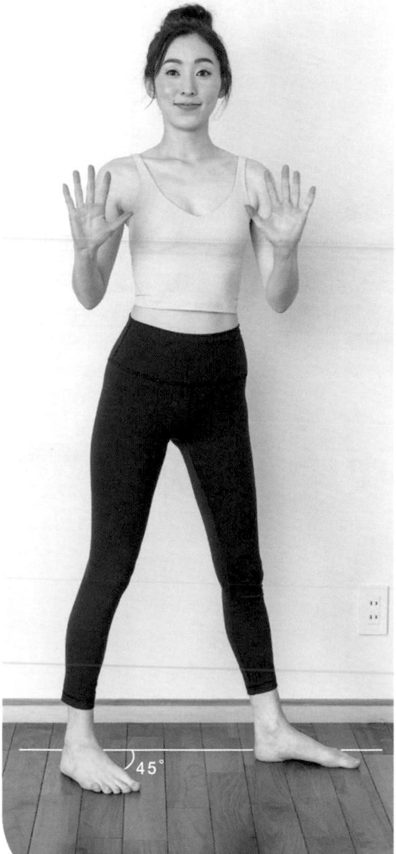

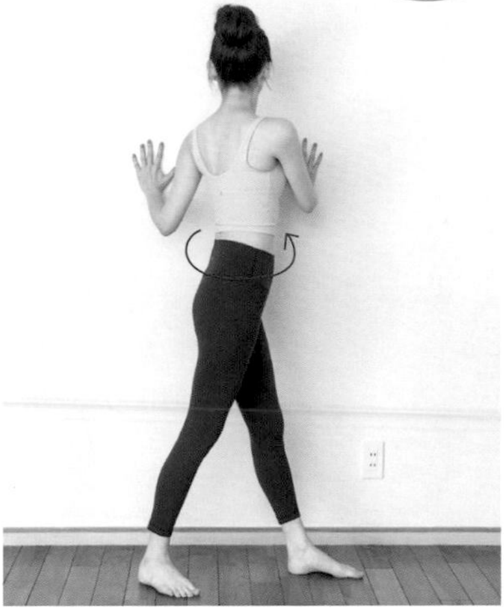

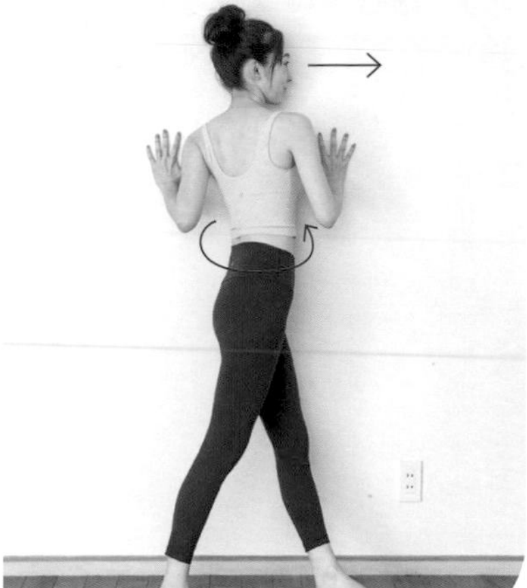

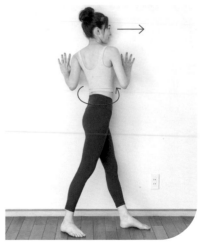

1 站在距離牆壁 50公分的位置

將左腳腳尖朝向左邊、右腳腳尖往45度的方向張開，將兩腳的腳跟站在同一條線上。

2 將身體往左扭轉，貼住牆壁

一邊想像扭轉脊椎，一邊將身體往左側扭轉。貼住牆壁之後，將臉朝向正面，緩慢地呼吸。

Column. 3

血海穴

控制荷爾蒙的分泌，調整婦科症狀的最佳穴道

「血海穴」的意思是血液匯集之處，所以能有效改善關於血液循環的症狀，尤其能改善骨盆內部的血液循環，以及控制荷爾蒙的分泌。由於女性很容易受到荷爾蒙的影響，所以血海穴絕對是該記住的穴道。

血海穴可改善生理痛、生理不適、不孕、更年期障礙這類女性特有的症狀，還是能幫助我們改善腳部冰冷、貧血、膝蓋疼痛的最佳幫手。由於這個穴道很容易出現氣結，所以要經常按壓。

按摩方式

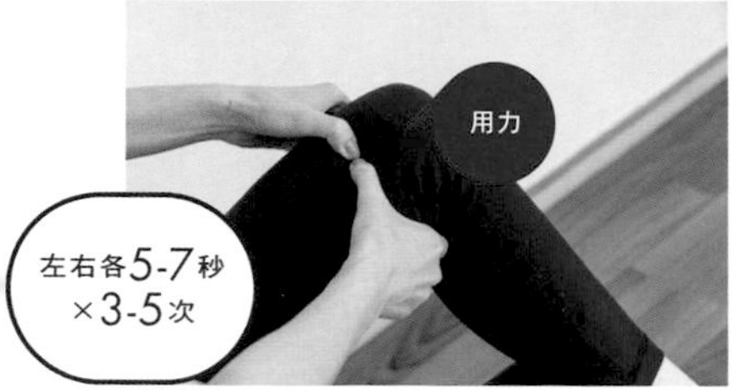

先坐在椅子上，將左腳的小腿肚放在右腳的膝蓋上，接著將雙手的拇指併成V字型抵住右腳的血海穴並將其他的手指放在膝蓋後側，以拇指用力按壓血海穴5-7秒再放開。

位置在這裡！

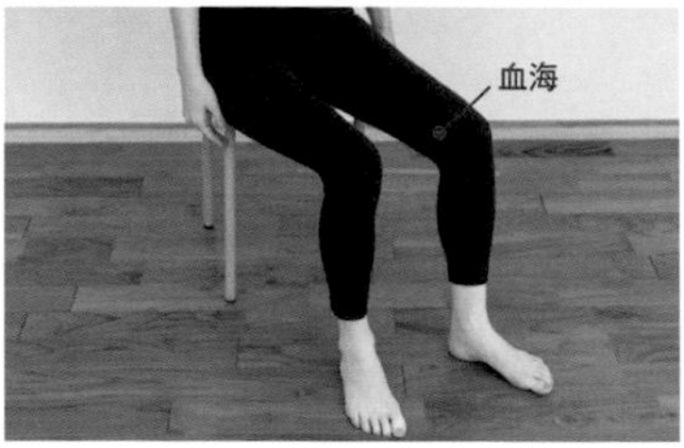

位於膝蓋骨上方，距離內側突角三指幅上方的位置。伸直膝蓋時，膝蓋內側會出現凹陷處，血海穴就位於這個凹陷處。如果按壓出現類似電流流過的酸痛感，便代表按對位置了。

三陰交

三種氣交錯的穴道，能全面改善身體不適症狀

經絡被譽為氣的通道，而三陰交則是三條氣血（經絡）分別為控制氣血循環與情緒的「肝」、控制消化與吸收的「脾」以及控制水份代謝的「腎」此三條經絡交錯的穴道。在生理期前、生理期中排卵期前後，以及壓力大時、手腳冰冷與消化器官有些毛病的時候，按壓這個穴道就會感到疼痛。如果覺得太痛可以改成熱敷的方式。多多按壓就能改善手腳冰冷、水腫、頭痛、疲倦、生理痛或是更年期症狀。

按摩方式

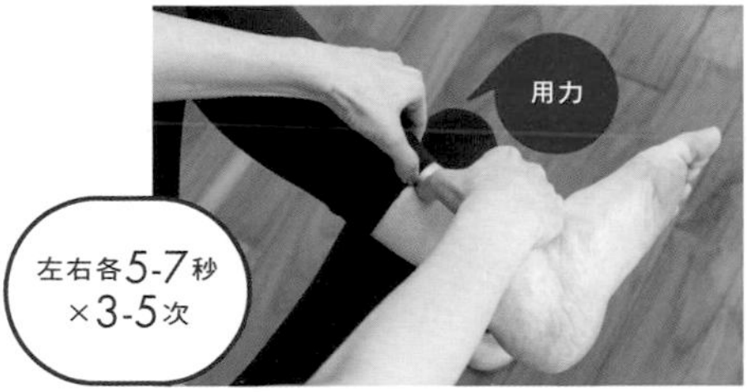

先坐在椅子，再將左腳腳踝放在右腳膝蓋上面，然後將雙手拇指放在三陰交穴，其餘的手指則抓住脛骨。利用拇指按壓5～7秒再鬆開。

位置在這裡！

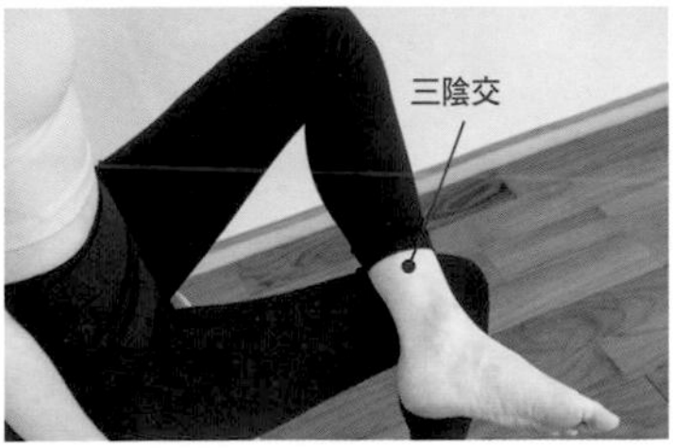

三陰交穴位於內側踝骨頂點上方四指幅的位置，差不多是在脛骨的邊緣處。按壓時，若感覺像是電流流過，代表按對位置了。

結語

非常感謝各位從多不勝數的工具書之中挑選了本書，而且還讀到最後。

本書介紹了女性熟知的「肩頸按摩術」，肩頸一帶不僅有許多與美容有關的穴道，還有許多改善慢性不適症狀的主要穴道。此外，身體外觀也會因為內臟狀況或是姿勢不良而變得不對稱。

一如本書開頭所述，肩頸一帶有許多反映身體狀態的呼吸肌。其實我們經常忘記呼吸就是一種調息的過程，而「息」這個字就意味著「自己」的「內心」狀態，而這個狀態也能從肩頸一帶的狀況確認。當我們不知不覺承受了極大的壓力時，肩頸一帶就會有所反應。如果本書能幫助大家感受當下的自己，帶著大家每天保養自己的身體，那將是作者的無上榮幸。

在此要感謝接受本書企劃，幫忙本書出版的大和書房的瀧澤，以及讓作者能夠無後顧之憂，全力寫作的峰澤。沒有這兩位以及相關人士的幫助，本書絕對沒機會出版。

此外，還有感謝一起思考本書內容，給予諸多建議的員工，總是給予滿滿鼓勵的客戶以及我的父母親。

但願本書的讀者都能變得更輕鬆，度過充實的每一天。

2022年6月吉日　石垣英俊

作者簡介

石垣英俊

於靜岡縣出生，師從臨床治療師的父親。於2004年開業後，替出現各種身體疼痛與不適的患者進行治療，以及給予改善環境的建議。代表著作為《身體疼痛地圖全書》（方言文化）。每天除了鑽研開發自我保健的道具之外，也於日本背骨養生協會負責培育自我保健指導師。

一般社團法人日本脊椎養生協會代表理
一般社團法人日本Health Foundation協會理事
神樂坂Holistic Cura®代表
針炙按摩指壓師／身心健康科學碩士
澳洲政府認可的脊椎按摩療法理學士（B.C.Sc）／應用理學士（B.App.Sc）
運動醫學專家

神樂坂Holistic Cura®｜脊椎專業Salon&Studio：holistic-cura.net
日本脊椎養生協會：spinal-nurturing.com

書籍設計	宮下ヨシヲ（SIPHON GRAPHICA）
Model	殿柿佳奈（SPACE CRAFT）
髮型設計	久保りえ（プラスナイン）
攝影	片桐 圭（lingua franca）
插畫	小川晴菜
編集協力	峯澤美絵
編　集	滝澤和恵（大和書房）

KOKYUU TO JIRITSU SHINKEI GA TOTONOU SAIKYOU DECOLLETE HOGUSHI
© 2022 Hidetoshi Ishigaki
Originally published in Japan by DAIWA SHOBO Co., Ltd. Tokyo
Chinese (in traditional character only) translation rights arranged with
DAIWA SHOBO Co., Ltd. Tokyo through CREEK & RIVER Co., Ltd.

最強肩頸按摩術—整頓呼吸與自律神經

出　　版／楓書坊文化出版社
地　　址／新北市板橋區信義路163巷3號10樓
郵政劃撥／19907596　楓書坊文化出版社
網　　址／www.maplebook.com.tw
電　　話／02-2957-6096
傳　　真／02-2957-6435
作　　者／石垣英俊
翻　　譯／許郁文
責任編輯／林雨欣
內文排版／楊亞容
港澳經銷／泛華發行代理有限公司
定　　價／380元
初版日期／2023年11月

國家圖書館出版品預行編目資料

最強肩頸按摩術：整頓呼吸與自律神經 / 石垣英俊作；許郁文譯. -- 初版. -- 新北市：楓書坊文化出版社, 2023.11 面；公分

ISBN 978-986-377-912-4（平裝）

1. 按摩　2. 呼吸　3. 自主神經

418.9312　　112016706